BABYBREI REZEPTE KOCHBUCH

Die besten Babybrei und Beikost Rezepte für Anfänger

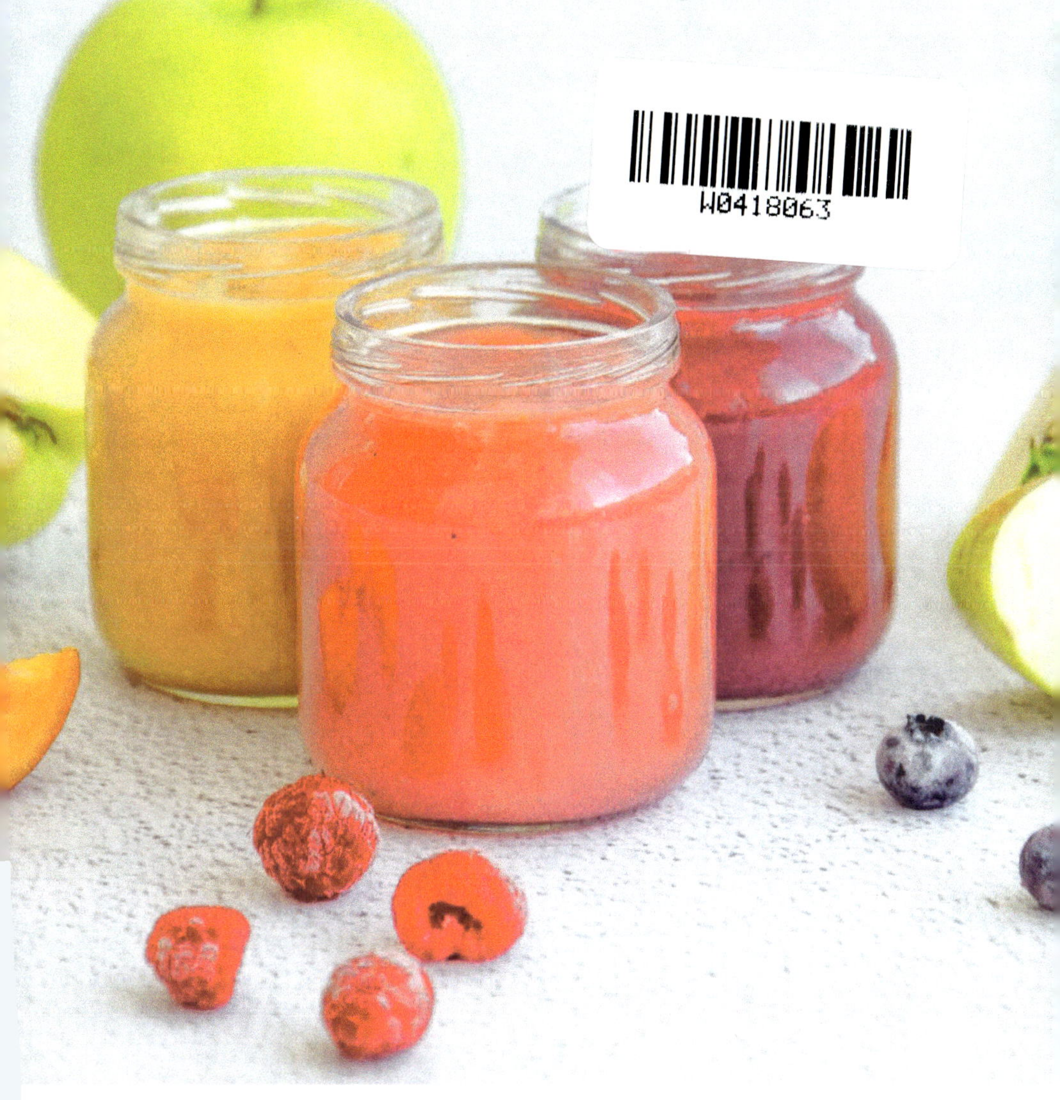

Inhaltsverzeichnis

Vorwort

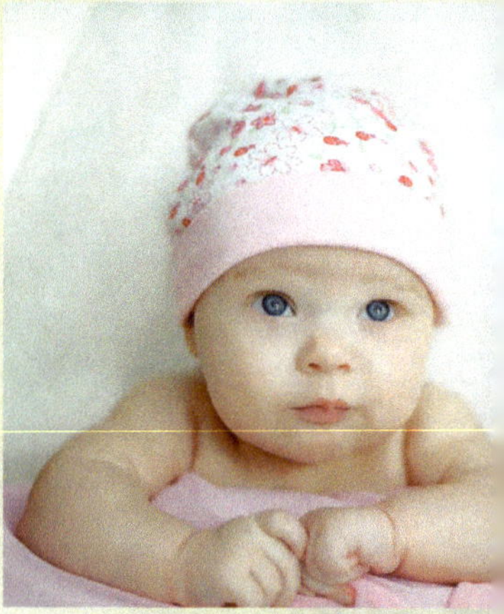

Die erste Zeit mit dem Baby.......... 3
Muttermilch...oder?.......... 5
So klappt das Stillen.......... 8
So klappt das Fläschchen geben.......... 15
Vitamine und Mineralstoffe.......... 20
Die erste feste Nahrung.......... 25
Der Weg von der Milch zur Beikost.......... 28
Selber kochen oder kaufen?.......... 29
Die besten Nahrungsmittel für den Babybrei.......... 32
Diese Lebensmittel eignen sich nicht.......... 35
Allergien bei Babys.......... 37
Die Ernährung im ersten Jahr auf einen Blick.......... 39
Rezeptewelt.......... 40

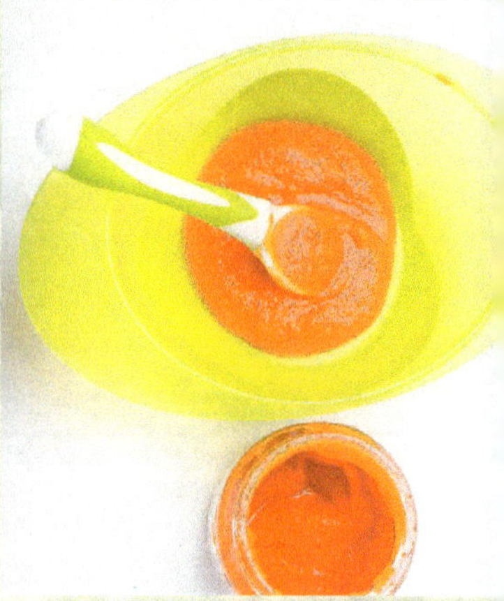

Grundrezepte

Gemüsebrei.......... 42
Gemüse-Kartoffel-Brei.......... 42
Gemüse-Kartoffel-Fleisch-Brei.......... 43
Halbmilch-Getreide-Brei.......... 44
Grundrezeptrei.......... 45

5/6 Monat

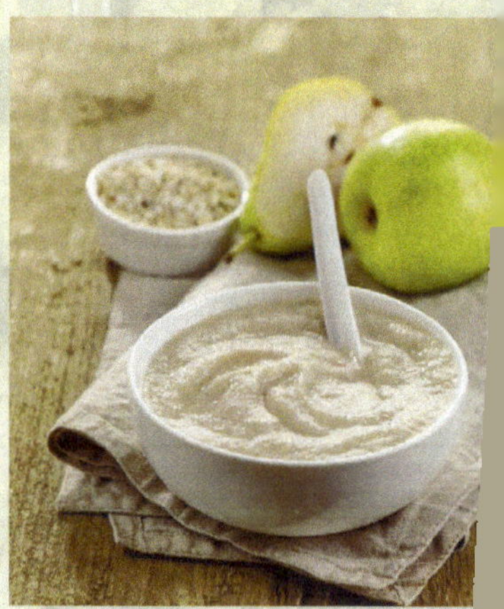

Pastinaken.......... 47
Zucchini.......... 47
Karotten.......... 48
Pastinaken-Kalbfleisch.......... 49
Pastinaken-Reis-Hähnchen.......... 49

Kürbis-Pute 50
Zucchini-Lachs 51
Kürbis-Birne 51
Kürbis-Süßkartoffel 52
Karotten-Pastinake 53
Zucchini-Avocado 53
Apfelmus 54
Zucchini-Kartoffel 55
Bananen-Brombeer-Mus 55

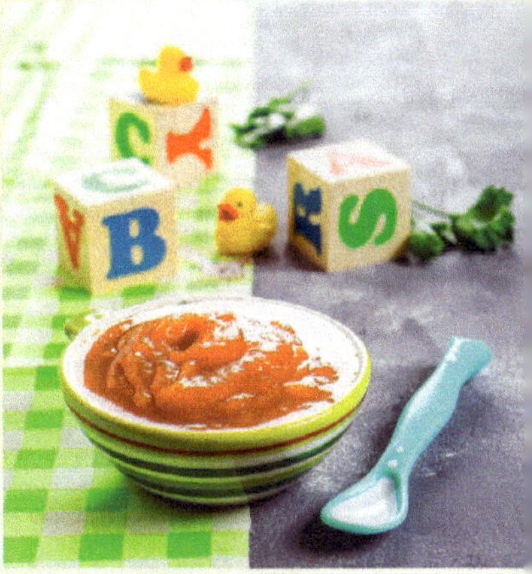

7/8 Monat

Karotten-Fenchel 57
Sellerie-Pute 57
Brokkoli-Hähnchen 58
Zucchini-Sellerie-Hähnchen 59
Brokkoli-Fenchel-Pute 59
Karotten-Nudeln-Hackfleisch 60
Pastinake-Fenchel-Hähnchen 61
Karotten-Kohlrabi-Seelachs 61
Brokkoli-Seelachs 62
Brokkoli-Nudeln-Lachs 63
Süßkartoffel-Blumenkohl 63
Suppengemüse 64
Blumenkohl-Kartoffel 65
Karotten-Kohlrabi 65
Apfelmus-Hirse 66
Kürbis-Apfel 67
Heidelbeere-Reisflocken 67
Banane-Aprikose 68
Banane-Mango-Dinkel 69
Apfel-Birne-Grieß 69
Apfel-Reisbrei 70
Nektarinen-Grieß 71

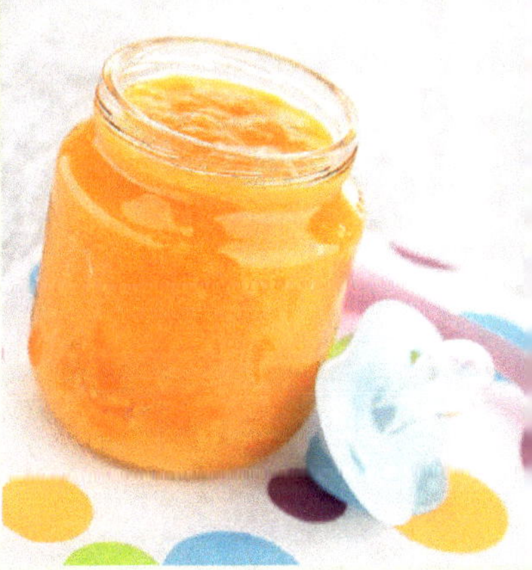

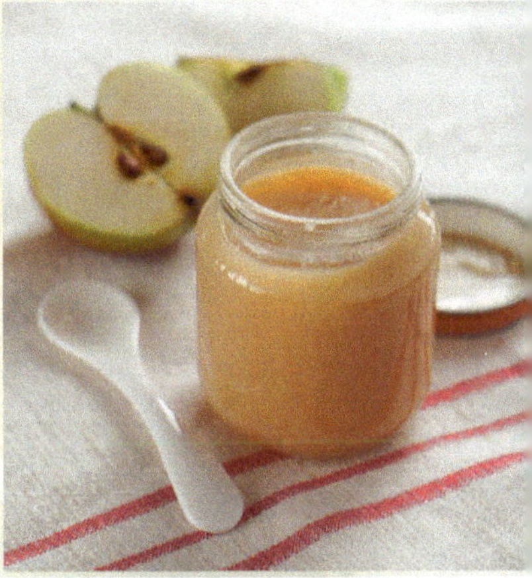

9/10 Monat

Kürbis-Linsen ... 73
Zucchini-Kichererbsen ... 73
Spinat-Lachs ... 74
Spargel-Rindfleisch ... 75
Kürbis-Couscous-Lamm ... 75
Erbsen-Hirseflocken ... 76
Pfirsich-Erdbeere ... 77
Kürbis-Vollkornnudel ... 77
Brokkoli-Ei ... 78
Banane-Himbeere ... 79
Melone-Erdbeere-Zwieback ... 79

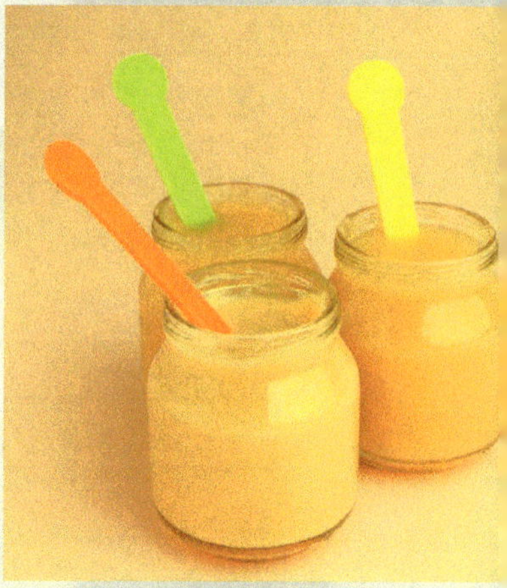

11/12 Monat

Möhrenpuffer ... 81
Fischnuggets mit Kartoffeln ... 81
Gemüsemuffins ... 82
Rosenkohl-Polenta ... 83
Eintopf ... 83
Hackbällchen ... 84
Rührei mit Kürbis-Kartoffelpüree ... 85
Kirsch-Haferflocken ... 85
Apfelpfannkuchen ... 86
Feigen-Haferflocken-Milch ... 87
Bananen-Muffins ... 87
Himbeer-Muffins ... 88

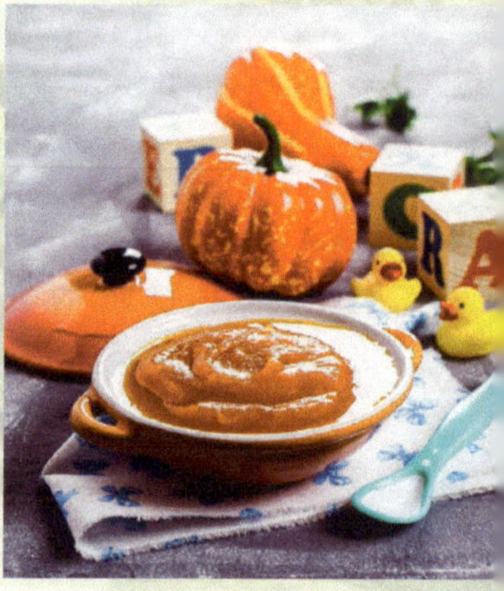

Schlusswort

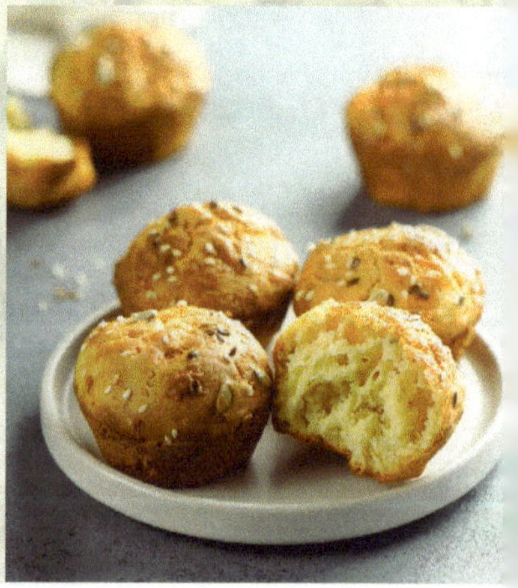

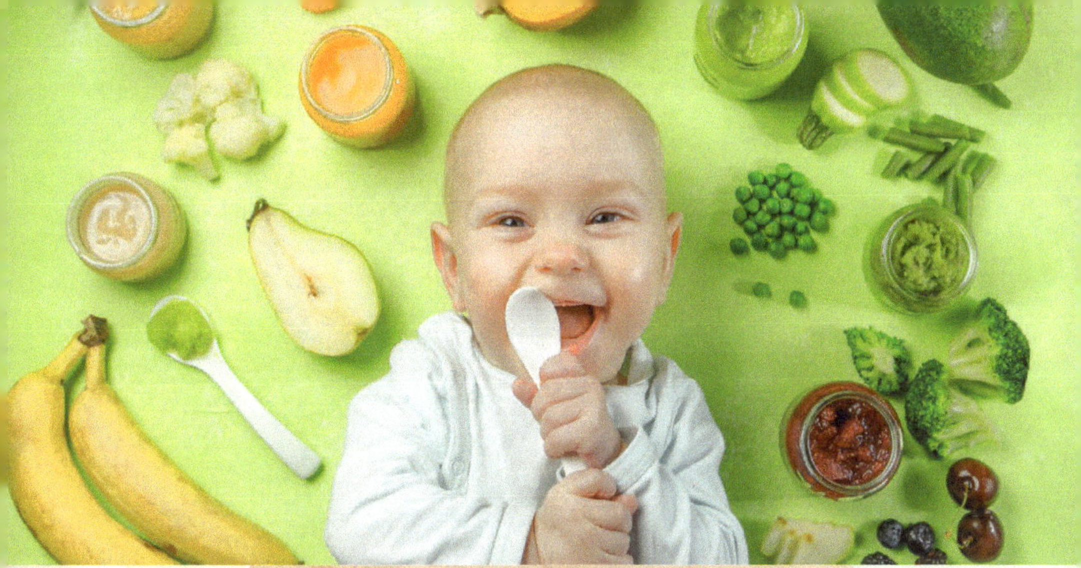

Vorwort

Ich heiße Sie sehr herzlich willkommen in diesem Buch, in welchem es um die richtige Ernährung bei Babys gehen wird. Egal ob es Ihr erstes Kind ist oder Sie bereits Kinder haben, die Ernährung ist einer der wichtigen Bestandteile des ersten Lebensjahres unseres Kleinen. Und eines wird schnell klar, egal ob Erziehung, Schlafgewohnheiten, Betreuung, Hygiene oder eben auch Ernährung, die Meinungen gehen weit auseinander und jeder dieser Punkte ist stark umstritten. Ich werde in diesem Buch versuchen, alle wichtigen Informationen für Sie zusammenzutragen, damit Sie sich ein Bild machen können. Anschließend werden Sie selbst für sich und Ihr Kind erkennen, welche Methoden sich für Sie am besten eignen. Einige sind der Meinung, das Stillen ist die einzig wahre Ernährungsform eines Babys in den ersten Lebensmonaten, andere hingegen können sich mit dem Stillen nicht anfreunden, verkrampfen und fühlen sich frustriert. *Doch welche Alternativen gibt es und wie können diese umgesetzt werden? Ist es nun am besten, das Kind ohne Schnuller großzuziehen oder ist dieser eigentlich eine nützliche Hilfe im Alltag? Und wie steht es mit der festen Nahrung, wie kann diese am besten eingeführt werden und welche Zutaten eignen sich überhaupt für den Babybrei?*

Dies sind nur einige der vielen Fragen, die sich zu Anfang stellen und ich bin mir sicher, dass im Laufe der Monate noch zahlreiche weitere Fragen aufkommen werden. Ich werde versuchen, so viele Fragen wie möglich in diesem Buch zu beantworten, damit Sie sich wohler und sicherer im Umgang mit Ihrem Baby fühlen.

Sehr wichtig ist mir, bereits zu Anfang folgendes zu betonen: Die Ernährung von Babys besteht aus einigen wichtigen Grundlagen, die für beinahe alle gelten können. Sie gibt jedoch auch viele Freiheiten. Das ist positiv, denn Sie können aus den unterschiedlichsten Methoden auswählen und entscheiden, was für Sie und Ihre Familie das Beste ist. Doch es birgt auch Potential für Diskussionen und Unsicherheiten. Besonders dann, wenn Sie persönlich oder im Internet auf andere Eltern treffen. Es ist mir schon häufig aufgefallen, dass alle Eltern versuchen, ihre Methoden und Vorgehensweisen als die einzig gültigen darzustellen, Tipps schlagen dann oft ins Unangenehme um und werden zu Aussagen, die mit erhobenem Zeigefinger gemacht werden. Das Zusammentreffen mit anderen Personen wird anstrengend, sobald das kleine Kind auf der Welt ist. Sie müssen versuchen, sich nicht persönlich angegriffen zu fühlen. Hören Sie sich die Vorschläge an, oft ist durchaus etwas Interessantes dabei.

Fühlen Sie sich nicht angegriffen, auch wenn dies oft nicht einfach ist. Es geht uns allen gleich: Unsere Kinder sind unser Heiligtum! Wir sind verängstigt, aufgewühlt, unsicher und haben immerzu das Gefühl Fehler zu machen. Wenn es das erste Kind ist, ist alles noch so neu und aufregend, beim zweiten haben wir bereits wieder vergessen, wie wir beim ersten vorgegangen sind und müssen beinahe alles von vorne lernen. Kinder sind eine Herausforderung, 3 sie stellen uns täglich vor neue Probleme, mit denen wir lernen müssen, umzugehen. Mein Ziel ist es in diesem Buch, niemanden anzugreifen, lediglich die verschiedenen Möglichkeiten aufzuzeigen und es allen Eltern selbst zu überlassen, welche Methoden und Vorgehensweisen sich in ihrer Familie am besten eingliedern lassen. Ich wünsche Ihnen viel Freude mit diesem Buch und hoffe, dass ich viele Ihrer Fragen beantworten kann!

„Zwei Dinge sollen Kinder von ihren Eltern bekommen: Wurzeln und Flügel."
Johann Wolfgang von Goethe, (1749 - 1832)

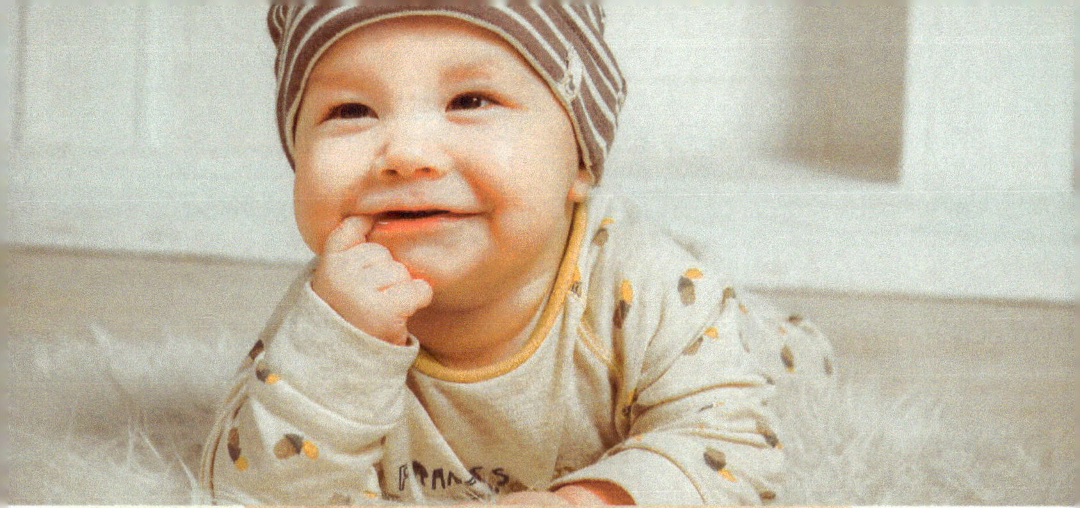

Die erste Zeit mit dem Baby

Die ersten Wochen mit dem kleinen Baby haben sowohl ihre Vor- als auch Nachteile! Das kleine Wesen ist endlich auf der Welt, die Geburt haben sowohl Mutter, als auch Kind gut überstanden und die Freude über den Familienzuwachs ist groß! Und doch werden die Glücksgefühle von der Nervosität und der ständigen Angst, einen Fehler zu machen, gedämpft. Diese Sorgen sind ganz normal, denn das Baby ist noch sehr klein und hilflos, es ist auf eine Betreuung rund um die Uhr angewiesen und die frischgebackene Mutter hat sich von den Strapazen der Geburt noch nicht erholen können. Wichtig ist vor Allem eines: Dass Sie die Ruhe bewahren! Es kann Ihnen passieren, dass Ihr kleines Kind anfängt zu weinen und sich zu winden und Sie die Angst packt. Gehen Sie dann gedanklich einen Schritt zurück und suchen Sie nach der Ursache für das Unwohlsein Ihres Babys. In den ersten Wochen nach der Geburt ist dies oft etwas schwierig. Auch wenn Ihr Kind erst ab einem Alter von 2 Jahren anfängt, Wörter so zu formulieren, dass es seine Gefühle und Beschwerden äußern kann, bereits wenige Monate nach der Geburt lernen Sie, die unterschiedlichen Weinlaute Ihres Kindes auseinander zu halten und zu deuten. In den ersten Wochen hat das Baby jedoch noch keine eigene Sprache entwickelt, jedes Weinen erscheint Ihnen gleich und deshalb wird es häufig zu einer wahren Herausforderung, die Ursache zu erkennen. Verzagen Sie jedoch nicht, nehmen Sie sich einen Moment und gehen Sie gedanklich mehrere mögliche Gründe durch. Oft hat das Baby Hunger, die Windel ist nass oder es ist müde. Doch es kann auch sein, dass es etwas in seinen Klamotten zwickt, es von dem Rücken auf den Bauch gedreht werden möchte oder ihm zu warm ist. Probieren Sie alles, was Ihnen einfällt, in Ruhe durch, bis Sie die Ursache gefunden haben.

Wichtig ist, dass Sie nicht in Panik verfallen. Ein Schrei oder Weinen bedeutet nicht immer, dass es etwas furchtbar Schlimmes passiert ist. Es ist jedoch die einzige Möglichkeit Ihres Kindes, sich auszudrücken. Auch für die Mutter sind die ersten Wochen keine leichte Zeit. Die Geburt liegt einige Tage zurück, doch der weibliche Körper benötigt noch Wochen, bis er sich vollkommen von den Strapazen der Schwangerschaft und der Geburt erholt hat. Viele Mütter haben mit dem Frust der Schwangerschaftskilos zu kämpfen und bemerken deutlich, wie sich ihr Körper verändert hat. Mit diesen Veränderungen muss die Seele erst einmal fertig werden. Hinzu kommen mögliche Schmerzen. Nach einem Kaiserschnitt muss die Narbe verheilen und es fällt der Mutter in den ersten Wochen schwer, ihr kleines Baby in den Armen zu halten. Dies kann bei der jungen Mutter zu Unwohlsein führen, denn Sie merkt deutlich, dass sie nicht alleine für ihr Kleines sorgen kann. Auch nach einer normalen Geburt muss sich der Körper erholen. Doch damit nicht genug, denn die Hormone spielen verrückt. Viele Frauen haben in den ersten Wochen nach der Geburt mit Wochenbettdepressionen zu kämpfen und brauchen einige Wochen oder sogar Monate, bis zwischen ihnen und ihrem Kind eine Bindung aufgebaut werden kann.

Und auch für den Vater ist die erste Zeit alles andere als einfach. Viele Männer fühlen sich mit der Rolle als Vater in den ersten Wochen und Monaten überfordert. Die Struktur der Familie verändert sich durch die Geburt eines Kindes und alle Beteiligten müssen erst ihren neuen Platz in diesem Familienbündnis finden. In diesem Buch möchte ich Ihnen deshalb viele Informationen zur Verfügung stellen, damit Sie gut vorbereitet sind und ich hoffe, dass Sie mit dieser Hilfe Ihren eigenen Weg durch das erste Lebensjahr mit Ihrem Kind finden können.

"Für Kinder ist das Beste gerade gut genug."
Johann Wolfgang von Goethe (1749 - 1832)

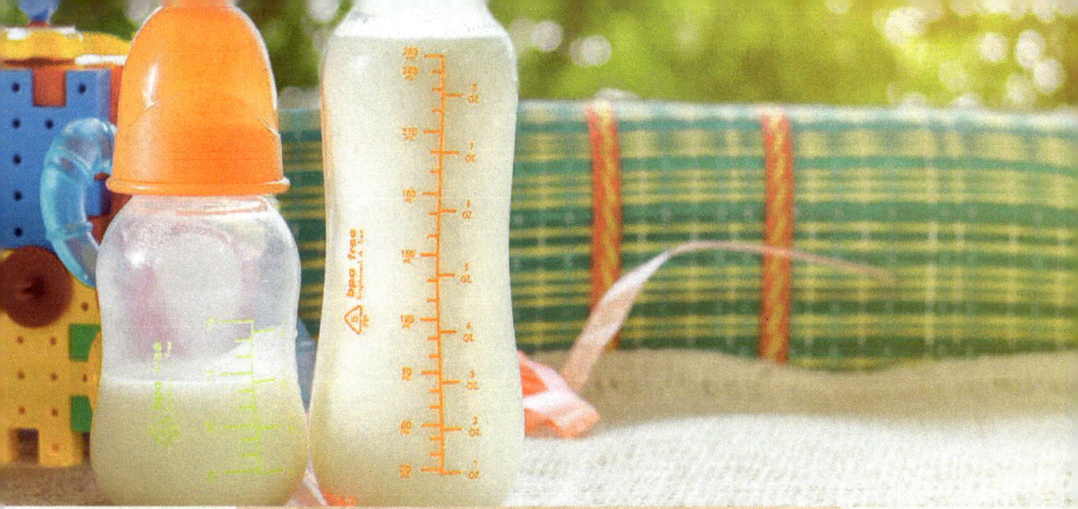

Muttermilch...oder?

Als Säugetiere, die wir biologisch gesehen nun einmal sind, gehen wir davon aus, dass das Kind in den ersten Lebensmonaten von der Milch der Mutter ernährt wird. Doch wie funktioniert das eigentlich, an was muss gedacht werden, welche Probleme können auftreten und welche Alternativen haben wir als Eltern? Bis vor einigen Jahrzehnten waren Alternativen zur Muttermilch überhaupt nicht gegeben. Selbstverständlich gab es häufig Problemfälle, wenn eine Mutter nicht genug Milch produzierte, im Kindbett starb oder aus anderen Gründen nicht in der Lage war, ihr Baby zu stillen. Doch in einem solchen Fall waren die Möglichkeiten sehr begrenzt. Entweder, es wurde Kuhmilch gegeben, die jedoch starke Bauchschmerzen verursacht und von dem Kleinen nicht angemessen verdaut werden kann, oder es wurde auf eine Amme oder eine Bekannte ausgewichen, die selbst vor nicht allzu langer Zeit ein Kind zur Welt gebracht hatte und über ausreichend Muttermilch verfügte. Oft wurde auch versucht, das Kind mit Tee zu ernähren, doch auch wenn der Gedanke der Flüssigkeitsversorgung sicherlich ein sehr guter war, so lieferte der Tee nicht die nötigen Nährstoffe, die ein Kind zum Wachsen benötigt. Heutzutage sind die Alternativen zur Muttermilch um einiges vielfältiger. Es kommt häufig vor, dass eine Mutter nicht stillen kann oder möchte und trotzdem muss das kleine Baby so ernährt A 8 werden, dass es optimal mit Nährstoffen versorgt wird. Das ist gar nicht so einfach, denn die natürlichen Inhaltsstoffe der Muttermilch sind so komplex, dass eine perfekte Nachahmung praktisch unmöglich ist. Besonders das Kolostrum, die sogenannte Vormilch wird in den ersten Tagen nach der Geburt von der Mutter produziert und sollte, wenn irgend möglich, zu dem Kleinen gelangen.

Selbst wenn Sie sich dagegen entscheiden, später weiter zu stillen, so wird empfohlen, die Vormilch vorsichtig auszustreichen und dem kleinen Baby mit einer Pipette zu geben. Das Kolostrum ist reich an weißen Blutkörpern, Eiweiß und Antikörpern und unterstützt das Immunsystem Ihres Kindes enorm! Sie hilft dabei, dass Kindspech auszuscheiden und so die Wahrscheinlichkeit einer Gelbsuchterkrankung zu verringern.

Wenn Sie sich bewusst gegen das Stillen entscheiden, sei dies aus gesundheitlichen oder organisatorischen Gründen, dann haben Sie vor der Geburt Ihres Babys etwas Zeit, um sich mit den verschiedenen Marken bekannt zu machen. Schauen Sie zunächst einmal, mit welcher Marke und welchem Produkt Sie sich anfreunden können. Jedes Unternehmen hat seine eigene Philosophie und verkörpert unterschiedliche Werte. Behalten Sie jedoch im Hinterkopf, sobald Ihr Baby auf der Welt ist, wird es Ihnen womöglich die Entscheidung abnehmen. Es kann sein, dass Sie sich lange mit dem Thema beschäftigt haben, sich verschiedene Flaschen, Sauger, Schnuller und Milchmarken angesehen haben, bevor Sie sich für bestimmte Produkte entschieden haben. Und dann kommt Ihr Kind auf die Welt, verträgt die Milch nicht, mag den Sauger nicht und schon zweifeln Sie an Ihrem Urteilsvermögen und müssen alle Pläne wieder über Bord werfen. Schauen Sie sich deshalb unterschiedliches an, behalten Sie jedoch gleichzeitig Alternativen im Hinterkopf.

Wenn Sie sich anfangs fürs Stillen entscheiden, so kann es ebenfalls sein, dass viele Schwierigkeiten auf Sie zukommen. Stillen ist zwar biologisch vorgesehen, es ist jedoch kein angeborener Instinkt. Das richtige Stillen müssen Mütter erst lernen. Dies funktioniert am besten, wenn das Kleine schon da ist, denn erst dann werden den Müttern die Schwierigkeiten bewusst. Darüber hinaus sind diese von Kind zu Kind unterschiedlich. Wichtig ist, und das kann ich auch an dieser Stelle nur ein weiteres Mal hervorheben, dass Sie sich nicht verurteilen lassen für die Entscheidungen, die Sie treffen. Es wird immer Frauen oder Mütter in Ihrer Umgebung geben, die meinen, Ihnen vorschreiben zu müssen, wie Sie Ihr Kind zu ernähren haben. Menschen, die verurteilen, wenn eine Mutter sich gegen das Stillen entscheidet. Frauen, die zu wissen meinen, wie Sie Ihr Kind stillen müssen, in welchen Zeitabständen und für wie lange.

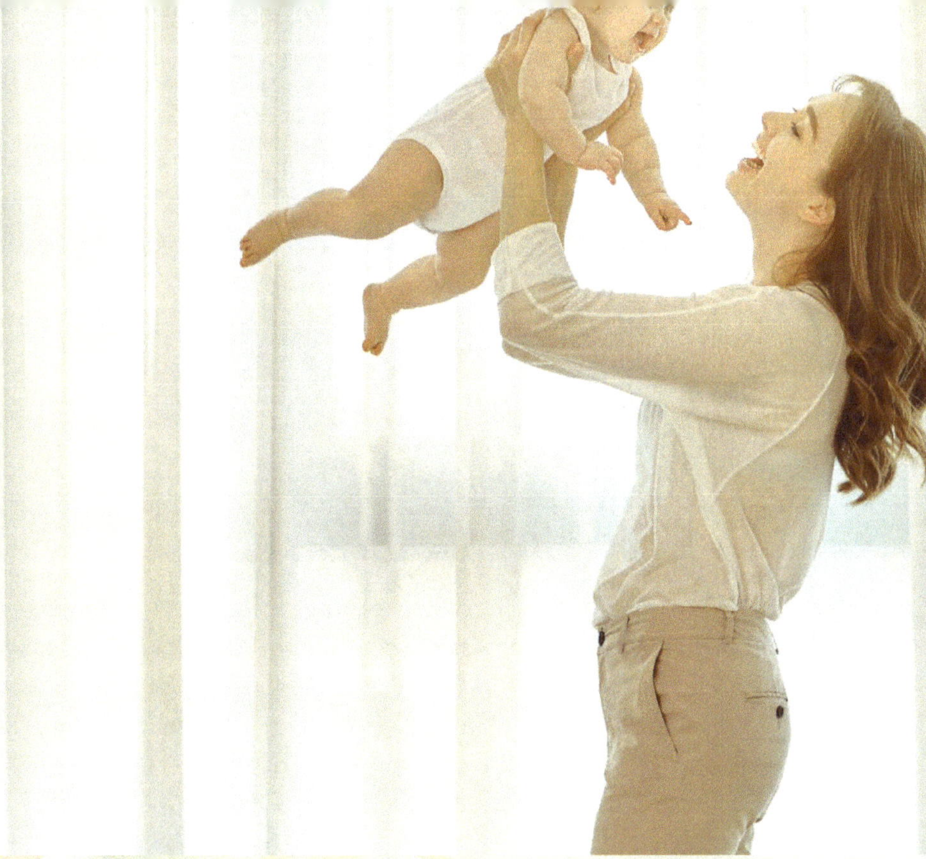

Ich kann Sie nur erneut dazu ermutigen, Ihren eigenen Weg zu finden. Machen Sie sich frei von Vorurteilen, hören Sie auf Ihren eigenen Körper, Ihre Seele und die Reaktion Ihres Kindes. Sie können die Kommentare oder Ratschläge zwar entgegennehmen und es kann durchaus sein, dass sich manche Dinge als sehr wertvoll erweisen, doch lassen Sie sich nicht verunsichern. Sie werden Ihren Weg finden und das Beste für sich und Ihr Kind machen, da bin ich mir ganz sicher und auch Sie können das sein. Machen Sie sich keine Vorwürfe, wenn etwas Mal nicht so klappt, wie Sie sich das vorgestellt hatten. Ihr Baby wird Sie vor immer neue Herausforderungen stellen und oft werden Sie das Gefühl haben, zu versagen oder etwas nicht richtig zu machen. Doch so geht es allen Eltern auf dieser Welt, Sie sind mit dieser Sorge nicht allein und auch Sie werden Lösungen finden!

"Es gibt keine bessere Investition für eine Gesellschaft als Babys Milch zu geben." - **Winston Churchill 1874 - 1965**

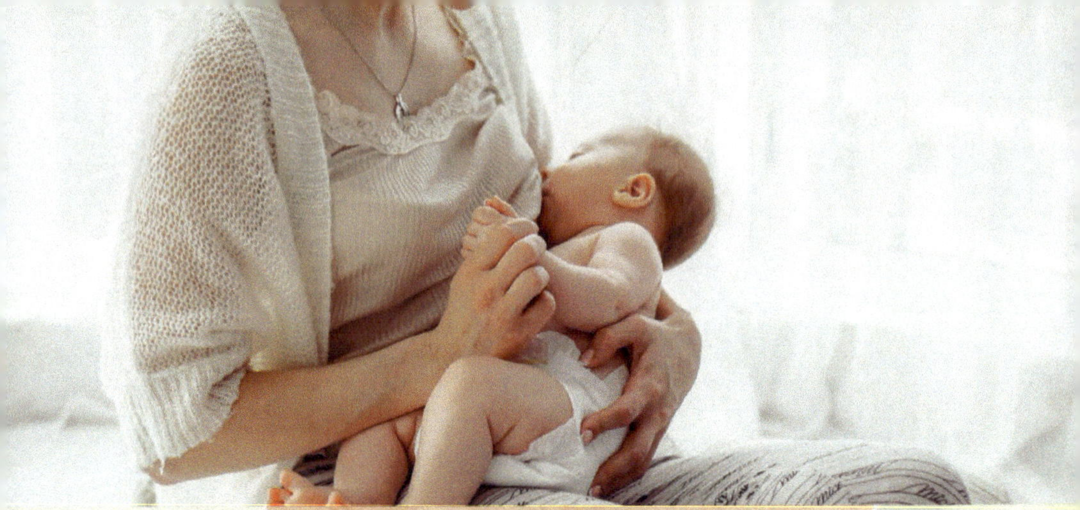

So klappt das Stillen

Stillen erscheint uns zunächst einmal als ganz natürlicher Prozess. Umso überraschender ist es, wie viel doch schief gehen kann. Für die Geburt machen die meisten Frauen einen Vorbereitungskurs und doch geschieht dieser Vorgang in Begleitung mehrerer Hebammen und Ärzte. Die Geburt an sich ist jedoch ein Prozess, der im Instinkt einer Frau stark verankert ist. Der Körper reagiert auf die Wehen und gibt das Zeichen, wann die Presswehen einsetzen. Das Stillen an sich ist ebenfalls in den Instinkten einer Frau verankert, doch die verschiedenen Techniken und Kniffe müssen erst erlernt werden. In diesem Kapitel werde ich versuchen, Ihnen alles Wissenswerte rund ums Stillen näherzubringen, damit Sie wissen, worauf Sie achten müssen und welche Probleme sich Ihnen in den Weg stellen können. Zum Stillen benötigen Sie eigentlich nicht viel, anders als beim Fläschchen geben sind Sie nicht auf erhitztes Wasser, Milchpulver, Fläschchen und weiteres angewiesen. Dennoch gibt es einige Produkte, die Ihnen und Ihrem Kind das Stillen erleichtern.

Stillausrüstung

Spucktücher: Egal ob Sie die Flasche geben oder Stillen, Sie werden immer ausreichend Tücher in Ihrer Nähe haben müssen! Es sollten weiche Tücher sein, die die zarte Haut des Babys nicht wundscheuern. Darüber hinaus sollten sie ein gutes Saugvermögen haben. Beim Bäuerchen machen oder auch sonst im normalen Alltag kann es häufig passieren, dass Ihr Kind etwas Milch wieder ausspuckt. Dann sind diese Tücher sehr nützlich. Wichtig ist, dass Sie sich heiß waschen lassen, damit Sie die Tücher nach dem Gebrauch desinfizieren können. Bei diesen Tüchern kann ich Ihnen nur raten: Umso mehr, desto besser! Sie können gar nichts falsch machen und die Anschaffung lohnt sich, denn sie lassen sich auch später noch benutzen, wenn Ihr Kind schon feste Nahrung zu sich nimmt.

Still-BHs: Die Brust und die Brustwarze sind während der ersten Wochen und Monate besonders sensibel. Still-BHs helfen mit weichem Stoff und breiten Trägern dabei, die Brust schonend in einer angemessenen Position zu halten. Diese Form von BH hat keinen Bügel, der in die drücken könnte. Ein Teil des BHs lässt sich so öffnen, dass das Baby gestillt werden kann, ohne dass der gesamte BH verrutscht.

Stilleinlagen: Diese sind im Supermarkt sowohl für den einmaligen Gebrauch, als auch zum Waschen und wiederverwenden erhältlich. Sie schützen die empfindlichen Brustwarzen und sorgen dafür, dass überschüssige Milch zwischen den Stillmahlzeiten aufgefangen wird und nicht das T-Shirt oder den Pullover durchtränkt.

Brustschalen: Sie sind aus Silikon und bestehen aus einem Aufsatz für die Brustwarze und einem Auffangbehälter. Sie eignen sich perfekt, um die überschüssige Milch aus der einen Brust aufzufangen, während das Baby an der anderen Brust gestillt wird. Auch 13 zwischen den Stillzeiten wird Milch aufgefangen, sodass sie nicht ausläuft. Die Auffangbehälter gibt es geschlossen und mit kleinen Löchern. Die Luft gelangt an die Brust, sodass kein feuchtes Milieu entsteht. Sie eignen sich außerdem optimal, wenn die Brustwarzen etwas verwundet sind und mit Creme eingerieben werden müssen. Die kleinen Hütchen verhindern, dass die Creme wieder abgerieben wird.

Stillhütchen: Sie dienen als Schutz für die Brustwarzen, wenn diese verwundet sind. Besonders hilfreich sind sie außerdem, wenn das Baby schon etwas größer ist und bereits einen oder zwei Zähne hat. Sie gehören nicht zur Grundausstattung, viele Frauen haben keine allzu schlimmen Probleme mit den Brustwarzen. Sie müssen Sie deshalb zu Anfang nicht unbedingt kaufen, können dies jedoch jederzeit nachholen, wenn es notwendig ist.

Milchpumpe: Die Milchpumpe bietet sich besonders dann an, wenn Sie für längere Zeit von Ihrem Kind getrennt sind und deshalb nicht stillen können, oder wenn Sie sehr viel Milch produzieren. Sie sind praktisch und es gibt sie in den unterschiedlichsten Varianten. Die Grundausstattung mit einer Handpumpe ist nicht besonders kostspielig, doch es gibt auch elektrische Pumpen, deren Anschaffungskosten durchaus bedacht werden müssen. Auch hier gilt, in den Anfangswochen ist die Milchpumpe in den meisten Fällen nicht notwendig und Sie haben ausreichend Zeit, um sich mit den unterschiedlichen Modellen bekannt zu machen und zu schauen, welche Pumpe die Richtige für Sie ist. Sie sollten jedoch zwei Dinge bedenken: Erstens ist die richtige Handhabung der Pumpe etwas kniffelig und die Brust reagiert in manchen Fällen 14 am Anfang mit Schmerzen. Zweitens müssen Sie die abgepumpte Milch Ihrem Baby später mit dem Fläschchen geben. Manche Mütter entscheiden sich dazu, ihrem Kind kein Fläschchen zu geben, wenn sie stillen.

Stillkissen: Viele werdende Mütter besorgen sich schon während der Schwangerschaft ein besonderes Kissen, welches sich an die Form des Bauches anpasst und die schlaflosen Nächte etwas erträglicher macht. Diese Kissen lassen sich später zu Stillkissen umfunktionieren. Es gibt auch Kissen, die eigens zum Stillen entworfen wurden. Das Kind kann dann so abgelegt werden, dass die Mutter es nicht im Arm halten muss.

Großes Stilltuch: Dieses Tuch sollte aus leichtem, blickdichtem Stoff sein. Wenn Sie Ihr Kind stillen dann wird es häufig passieren, dass Sie sich zu den Stillzeiten in der Öffentlichkeit befinden. Mit einem Tuch können Sie Ihre freie Brust und Ihr Baby vor neugierigen Blicken schützen. Wichtig ist, dass das Tuch aus leichtem Stoff ist, damit Ihr Kind darunter atmen kann und nicht anfängt zu schwitzen.

Cremes: Die Brustwarzen sind an den gierig saugenden kleinen Mund Ihres Kindes nicht gewöhnt. In den ersten Wochen reagieren sie sehr empfindlich und bluten in vielen Fällen. Dann ist es wichtig, die Brustwarzen beim Heilungsprozess zu unterstützen und nicht austrocknen zu lassen. Sie müssen darauf achten, dass sich die Cremes für die Brustwarzen eignen und hierbei im Hinterkopf 15 behalten, dass die Brustwarze und somit auch die Creme, in direkten Kontakt mit Ihrem Kind kommt. Kleidung: Ihr Bauchumfang verringert sich mit den Wochen wieder, sodass Sie schon bald wieder in ihre normalen Hosen passen. Doch mit dem Stillen kommt die Notwendigkeit, zu jeder Stunde des Tages problemlos an die Brust zu gelangen. Es gibt eigens für diesen Zweck entworfene Kleidung, Oberteile, die sich öffnen lassen, sodass Sie Ihr Kind noch einfacher stillen können. Sie müssen jedoch nicht extra Kleidung zum Stillen kaufen. Auch elastische Oberteile lassen sich problemlos verwenden. Ich selbst habe gute Erfahrungen mit Tops und Oberteilen mit elastischem Kragen gemacht. Das Top können Sie hochziehen und wenn Sie ein dünnes Jäckchen tragen, ist an den Seiten nichts zu sehen. Da ihr Kind vor Ihnen liegt, verdeckt es Ihren Bauch.

Stillpositionen: Die wohl bekannteste Haltung ist die Wiegehaltung. Sie sitzen aufrecht und legen Ihr Kind auf den Schoß. Kissen in Ihrem Rücken stellen sicher, dass Sie aufrecht sitzen und ein Kissen unter Ihrem Kind bringt dieses auf die richtige Höhe. Der Kopf des Kindes wird in die Armbeuge gebettet. Die Wiegehaltung ist sowohl für kleine, als auch für größere Babys geeignet. Sie können mit der freien Hand die Position der Brust optimieren. Wichtig ist, dass Sie sich in einer aufrechten Haltung befinden, damit Sie keine Rückenschmerzen bekommen und der Milchfluss nicht gestört wird. Diese Haltung kann bei Müttern mit Kaiserschnitt zu Schmerzen führen, da das Kind gegen die Kaiserschnittnarbe drückt. Bei der Seitenlage liegen Sie und Ihr Kind auf der Seite sehr nah aneinander. Die Gesichter sind einander zugewandt und Sie können den Kopf Ihres Babys mit Ihrem Arm unterstützen. Wichtig ist, dass Sie sehr nah beieinander liegen, sodass Ihr Baby die Brustwarze gut ansaugen kann. Es ist jedoch etwas schwerer als bei der Wiegehaltung, die Brust mit der freien Hand zu unterstützen. Ein paar Kissen zwischen den Beinen können die Position für Sie noch angenehmer machen. Besonders, wenn Sie einen Kaiserschnitt oder einen Dammriss hatten ist diese Position sehr angenehm, da das Baby nicht gegen die Narbe drückt. Auch in der Nacht bietet sich diese Stillposition an. Passen Sie jedoch auf, dass Sie beim Stillen nicht einschlafen, Sie könnten Ihr Baby sonst versehentlich verletzen!

Beim **Rückengriff** legen Sie Ihr Kind seitlich an. Sie sitzen aufrecht, wie bei der Wiegehaltung. Ihr Baby liegt jedoch nicht vor Ihnen, sondern Sie klemmen es unter Ihren Arm (selbstverständlich vorsichtig!). Die Füße Ihres Kindes zeigen zu Ihrem Rücken. Diese Position eignet sich dann sehr gut, wenn Sie einen Kaiserschnitt hatten, denn das Baby drückt nicht gegen die Narbe. Darüber hinaus können Sie den Kopf Ihres Kindes sehr gut unterstützen und bewegen. Bei Müttern mit großen Brüsten und flachen Brustwarzen ist dies ein wahrer Segen. In der Hoppe Reiter Position sitzen Sie im Schneidersitz oder haben ein Bein gerade ausgestreckt und das andere angewinkelt. Ihr Kind sitzt vor Ihnen auf Ihrem Schoß, umfasst Ihre Brust und kann sehr gut saugen. Wichtig ist, dass das Kind bereits mit Unterstützung sitzen kann. Es muss nicht frei sitzen können, doch für sehr kleine Babys ist diese Position nicht geeignet.

Stillzeiten: In den ersten Wochen nach der Geburt ist der Magen des Kindes noch sehr klein. Er hat nach zwei Wochen gerade einmal das Fassungsvermögen eines Teebeutels. Aus diesem Grund trinken Neugeborene noch sehr häufig. In den ersten Tagen und Wochen können Sie sich merken, dass Ihr Kind mindestens alle zwei bis drei Stunden gestillt werden sollte. Den genauen Rhythmus wird jedoch Ihr Kleines vorgeben. Machen Sie sich keine Sorgen, wenn Ihr Baby in den ersten Wochen lange braucht, ehe es satt ist. In vielen Fällen schießt die Milch nicht sofort ein, sondern es braucht mehrere Tage, ehe die Milchproduktion auf Hochtouren läuft. Es kann deshalb keine genaue Aussage darüber getroffen werden, wie lang jede Stilleinheit dauern sollte. Wichtig ist jedoch, dass Sie Ihr Kind lange genug an der Brust lassen. Erst nach etwa 10 bis 15 Minuten wird die fettreiche Milch produziert, die wahre Nahrung für Ihr Kleines darstellt und es mit den notwendigen Nährstoffen versorgt. Sie müssen nicht bei jeder Mahlzeit beide Brüste anbieten, sollten jedoch insgesamt darauf achten, dass Sie beide Brüste regelmäßig verwenden. Es ist normal, dass das Stillen an der einen Brust einfacher von der Hand geht, als bei der anderen. Es ist jedoch wichtig, dass Ihr Kind aus beiden Brüsten trinkt, da es sonst zu Milchstau und Entzündungen kommen kann, die äußerst schmerzhaft sind.

Der Abstand zwischen den einzelnen Stillmahlzeiten wird sich nach einigen Wochen immer mehr einpendeln. Bis vor einigen Jahren bestand der Irrglaube, zwischen den einzelnen Mahlzeiten müssten mindestens vier Stunden liegen, da es sonst zu Verdauungsbeschwerden käme, wenn sich die alte Milch im Verdauungstrakt mit der neuen Milch mische. Diese Annahme 18 wurde jedoch widerlegt, denn die Experimente wurden mit schwer verdaulichen Milchpräparaten durchgeführt, die in jedem Fall zu Verdauungsbeschwerden führten. Sobald Ihr Kind einige Wochen oder Monate alt ist kann es jedoch Ihnen als Mutter sehr helfen, feste Stillzeiten einzuführen. Es kann selbstverständlich immer zu Abweichungen kommen, doch ein fester Rhythmus erleichtert den Alltag für Sie als Mutter und gibt Ihren wunden Brustwarzen die Möglichkeit, zur Ruhe zu kommen und zu heilen. Achten Sie immer darauf, dass Ihr Baby an der Brust auch wirklich trinkt. Besonders in den ersten Tagen neigen die kleinen dazu, Sie als Schnuller zu benutzen und in der Geborgenheit des mütterlichen Arms einzuschlafen.

Ihre Ernährung als Mutter: Es ist nicht wissenschaftlich bewiesen, dass bestimmte Lebensmittel die Milchproduktion anregen. Sie sollten jedoch darauf achten, dass Sie sich ausgewogen ernähren. Nahrungsmittel, die schwer im Magen liegen oder beispielsweise Blähungen verursachen, eignen sich weniger gut. Darüber hinaus sollten Sie in der Stillzeit selbstverständlich auf alkoholische Getränke verzichten und auch Koffein ist nur in sehr geringen Mengen erlaubt. Sie dürfen sich Ihre wohlverdiente morgendliche Tasse Kaffee gönnen, doch während des Tages sollten Sie dann keine anderen koffeinhaltigen Getränke mehr trinken. Vitamine, Mineralstoffe und Nährstoffe sind überaus wichtig, denn sie gelangen über Ihren Blutkreislauf in die Muttermilch. Achten Sie deshalb auf eine ausgewogene Ernährung, denn Sie müssen sowohl sich selbst, als auch Ihr Kind mit den lebensnotwendigen Nährstoffen versorgen. Seien Sie sich bewusst, dass Sie mit Ihrer Muttermilch den Grundstein für die spätere Gesundheit und Entwicklung Ihres Kindes legen.

Häufige Probleme beim Stillen

Rückenschmerzen und Verspannungen: Oft fällt es der Mutter nicht sofort auf, dass Sie während des Stillens in eine ungesunde Position fällt. Das kann auch Ihnen passieren und es kann sein, dass Sie die Beschwerden nicht sofort mit dem Stillen in Verbindung bringen. Achten Sie darauf, dass Sie aufrecht sitzen und sich auch im Laufe des Stillens nicht nach vorne beugen. Massagen und Warme Verbände können helfen. Auch sollten Sie die Stillposition wechseln. Es kann helfen, wenn Sie unterschiedliche Haltungen ausprobieren, damit die Muskeln Entspannung finden.

Milchstau: Milchstau wird häufig von Stress verursacht. Wichtig ist in einem solchen Fall deshalb, dass Sie versuchen, sich zu entspannen. Nehmen Sie sich vor dem Stillen etwas Zeit, kuscheln Sie mit Ihrem Kind und versuchen Sie, psychisch einen Gang runterzuschalten. Warme Umschläge können ebenfalls helfen, die harten Stellen in der Brust zu entspannen und die Milch wieder zum Laufen zu bringen. Hält der Milchstau an, so sollten Sie sich jedoch an Ihre Hebamme oder Ärztin wenden, denn ein Milchstau kann schmerhafte Entzündungen hervorrufen.

Entzündete Brustwarzen: Die Brustwarzen sind besonders in den ersten Wochen sehr schmerzempfindlich und entzünden sich häufig. Nach einigen Monaten kommen dann die Zähne Ihres Babys, die die Brustwarzen vor erneute Entzündungen stellen. Wichtig ist vor allem die Hygiene, waschen Sie sich vor dem Berühren der Brust gründlich die Hände. In der Apotheke ist Salbe erhältlich, die die Heilung der Brustwarzen unterstützt und dabei keine Gefahr für Ihr Kind darstellt. Brustschalen können dabei helfen, dass die aufgetragene Creme nicht wieder abgerieben wird. Darüber hinaus kann es passieren, dass sich die Milch mit dem aus der Brustwarze austretenden Blut vermischt. Diese Milch sollte Ihr Baby jedoch nicht trinken. Es kann helfen, einige Zeit Milch abzupumpen. Das schont die Brustwarzen und Sie können besser überprüfen, dass sich kein Blut in der Milch befindet.

Die Milch läuft ständig aus: Salbeitee und kalte Umschläge können dabei helfen, die Milchproduktion etwas zu verringern. Sie müssen jedoch aufpassen, dass es nicht zu einem Milchstau kommt. Mit den Brustschalen können Sie überschüssige Milch auffangen und verwenden, wenn diese nicht verschmutzt wurde.

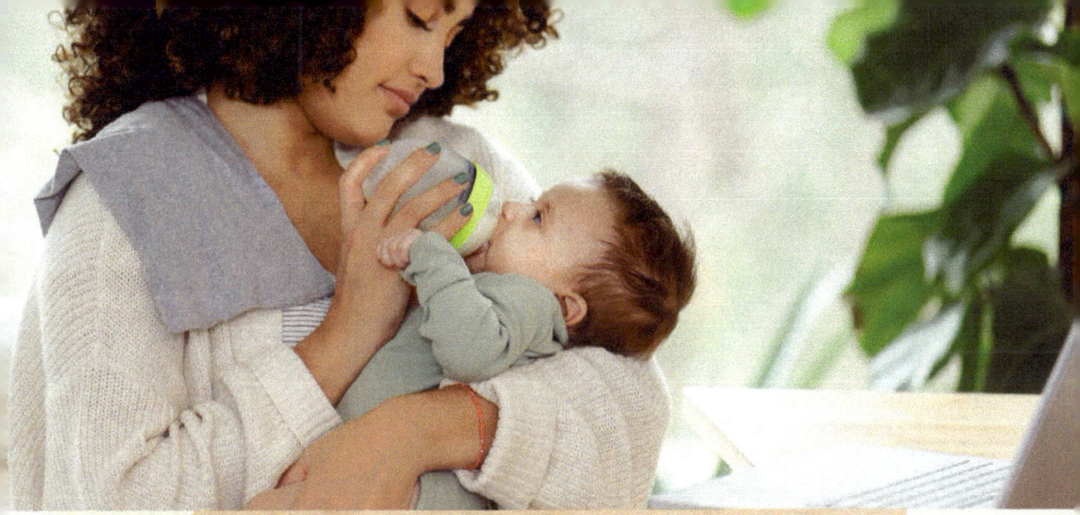

So klappt das Fläschchen geben

Manche Mütter entscheiden sich bewusst und frei gegen das Stillen, andere hingegen werden aus gesundheitlichen Gründen dazu gezwungen, ihr Baby mit der Flasche großzuziehen. Die Muttermilch ist das Gesündeste für ein heranwachsendes kleines Menschenkind, denn sie bringt von Natur aus alle notwendigen Nährstoffe in den richtigen Mengen mit. Doch sollten Sie sich nicht schlecht fühlen, wenn Sie Ihr Baby nicht stillen können! Die Gesellschaft neigt dazu, Frauen zu verurteilen, die Ihr Kind mit der Flasche füttern und doch ist es die gleiche Gesellschaft, die Frauen komisch ansieht, wenn sie ihr Kind in der Öffentlichkeit stillen. Lassen Sie die Kommentare anderer deshalb einfach an sich vorüberziehen und nehmen Sie sich die Vorwürfe nicht zu Herzen. Es ist ganz alleine Ihnen überlassen, wie Sie Ihr Kind ernähren, solange dieses gut gedeiht und die nötige Nahrung bekommt.

Selbst wenn Sie aus freien Stücken heraus die Entscheidung treffen, nicht zu stillen, obwohl keine gesundheitlichen Probleme vorliegen, die das Stillen unmöglich machen. Das Fläschchen geben hat sogar einige Vorteile, die ich in diesem Kapitel noch weiter ausführen werde. Wie im letzten Kapitel festgestellt, werden zum Stillen einige Produkte benötigt, da es sich um einen so natürlichen Prozess handelt sind diese jedoch recht überschaubar. Damit Sie Ihrem Kind das Fläschchen richtig vorbereiten können, sind ebenfalls einige Dinge von Nöten.

Mein Tipp: Kaufen Sie zu Anfang nur wenige Produkte, Ihr Sortiment wird sich mit der Zeit ausweiten und Sie müssen die Vorlieben Ihres Kindes erst einmal kennenlernen.

Ausstattung

Fläschchen: Diese sind sowohl aus Plastik, als auch aus Glas erhältlich, die Größen variieren ebenfalls. Glas ist hygienischer, kann jedoch schneller kaputt gehen. Am besten beginnen Sie mit einer Flasche aus Glas und einer aus Plastik, mit der Zeit werden Sie feststellen, welches Material Sie bevorzugen. Bei einer Plastikflasche müssen Sie sehr auf die Materialien und die Hochwertigkeit achten. Eine Glasflasche ist hingegen schwerer und liegt oft nicht ganz so gut in der Hand.

Sauger: Auch die Sauger sind in verschiedenen Materialien erhältlich. Einige bevorzugen Sauger aus Latex, da sie elastischer sind und stärker nachgeben. Sie gehen jedoch schneller kaputt, weshalb andere zu den Saugern aus Plastik greifen. Sie können hier verschiedene Sauger kaufen und dann schauen, welches Material Ihr Baby besser annimmt. Es gibt mittlerweile besonders ergonomische Sauger, die der Form der Brustwarze sehr ähneln. Die Sauger sollten alle fünf Wochen durch neue ausgetauscht werden. Dies hat mehrere Gründe: Zum einen muss die Hygiene der Sauger überwacht werden. Zum anderen gibt es verschiedene Sauger für die unterschiedlichen Altersstufen. Sauger mit sehr kleinen Löchern sind für die ersten Wochen besonders geeignet, denn sie verhindern, dass das Baby zu viel Milch schluckt.

Thermoskanne: Eine Thermoskanne bietet sich besonders dann an, wenn Sie unterwegs sind und kein frisches, heißes Wasser zubereiten können. Nehmen Sie in einer Flasche heißes Wasser mit und in einer anderen kaltes, so können Sie problemlos Wasser in der richtigen Temperatur mischen. Die Thermoskanne sollte ausschließlich für das Wasser Ihres Babys verwendet werden. Der Geschmack von Kaffee oder Tee gefällt Ihrem Kind ganz und gar nicht.

Milchpulver: Es gibt unterschiedliche Pulver. Die sogenannte Pre Milch wird von verschiedenen Firmen angeboten. Es handelt sich um das Pulver, was besonders für den Magen eines Neugeborenen geeignet ist. Leidet euer Kleines an Allergien, so gibt es eigens hierfür entwickelte HA-Pre-Milch. Es kann sein, dass Sie ein wenig herumprobieren müssen, ehe Sie die optimale Milch für Ihr Kind finden. Besprechen Sie mit Ihrer Hebamme oder Ihrem Kinderarzt, ob die Milch Ihrem Kind guttut. Das Milchpulver "B" oder "Typ 1" ist etwas dickflüssiger, da sie mit Stärke vermischt ist. Sie sättigt länger, ist jedoch nicht ganz so leicht zu verdauen und kann den Kleinen deshalb Schwierigkeiten bereiten.

Sterilisiergerät: Die Fläschchen, Sauger und auch Schnuller müssen besonders in den ersten Wochen nach jeder Mahlzeit sterilisiert werden, da der Organismus des Babys noch nicht gegen Bakterien gewappnet ist. Hierzu können Sie die Utensilien in einem Topf mit kochendem Wasser abkochen. Es gibt jedoch auch Sterilisiergeräte, welche die Flaschen und Sauger mit Hilfe von Wasserdampf desinfizieren.

Spucktuch: Diese sollten saugstark und weich sein, da sie mit der zarten Babyhaut in Kontakt kommen. Die Tücher lassen sich in allen möglichen Situationen einsetzen, wenn das Baby ein Bäuerchen macht oder etwas Milch ausläuft.

Babywasser: Besonders in den ersten Wochen müssen Sie sehr darauf achten, Ihr Kind nicht mit Bakterien zu bombardieren, da die nötigen Abwehrkräfte noch nicht gebildet werden konnten. Babywasser eignet sich perfekt zum Zubereiten der Fläschchen. Es ist in beinahe allen Supermärkten erhältlich. Nach einigen Monaten können Sie das Babywasser gegen normales Wasser austauschen, je nachdem wie die Entwicklung Ihres Kindes voranschreitet.

Flaschenwärmer: Es gibt Maschinen, in welche Sie die Fläschchen stellen können. Sie stellen die gewünschte Temperatur ein und die Maschine übernimmt das Erwärmen der Flasche für Sie. Es handelt sich hierbei nicht um ein absolut notwendiges Produkt. Sie können die Fläschchen auch problemlos in einem Wasserbad erwärmen. Das Stillen ist, neben der reinen Nahrungsaufnahme, auch eine Möglichkeit für Mutter und Kind, um eine besondere Bindung aufzubauen. Der direkte Körperkontakt und die Zeit, die ganz bewusst miteinander verbracht wird, helfen sowohl dem Kind als auch der frisch gebackenen Mutter. Viele Eltern haben Angst, dass diese Bindung durchs Fläschchen geben nicht aufgebaut werden kann. Aus diesem Grund ist es wichtig, dass Sie die Mahlzeiten Ihres Kindes bewusst wahrnehmen und sich Zeit zum Kuscheln nehmen. In diesem Zusammenhang hat das Fläschchen geben sogar einen Vorteil, denn anders als beim Stillen hat auch der Vater des Kindes die Möglichkeit, das Baby zu füttern. bereits in den ersten Monaten eine enge Bindung zwischen Kind und Vater aufgebaut werden. Selbstverständlich kann es mal sein, dass Sie eine Mahlzeit auf dem Sprung oder in der Nacht nicht bewusst genießen und sich ausreichend Zeit lassen.

Doch Sie sollten darauf achten, dass dies nicht die Überhand gewinnt. Sie müssen sich auch nicht jedes Mal stundenlang mit Ihrem Kind aufs Sofa legen und kuscheln. Entscheidend ist das Gleichgewicht. Beim Fläschchen geben haben Sie außerdem die Möglichkeit, sich nachts abzuwechseln, sodass auch die Mutter einmal eine Nacht durchschlafen kann. Sobald Sie den Bogen raushaben ist auch das Zubereiten des Fläschchens in einigen geübten Handgriffen erledigt.

Die Milch sollte vor jeder Mahlzeit frisch zubereitet werden. Sie können leider nicht Milch schon im Voraus mit dem Wasser mischen und dann beispielsweise auf einen Ausflug mitnehmen. Auch sollten Sie übergebliebene Milch immer sofort entsorgen. Ist die Milch nicht mehr ganz frisch, so können sich Keime multiplizieren und das empfindliche Verdauungssystem des Kindes ist für solche Schwierigkeiten noch nicht gewappnet.

Sie nehmen eine sterilisierte Flasche und den passenden Sauger. Erwärmen Sie das Wasser auf die gewünschte Temperatur und füllen es vorsichtig in das Fläschchen. Dann wiegen Sie das Milchpulver mit einem kleinen Messlöffel oder einer Waage ab und geben es in das Wasser. Die Flasche wird verschlossen und gut geschüttelt, bis sich das gesamte Milchpulver vollkommen aufgelöst hat. Überprüfen Sie die Temperatur der Milch, bevor Sie sie Ihrem Kind anbieten. Sie können einen Tropfen der Milch auf Ihr Handgelenkt oder Ihren Handrücken geben, wenn sich die Milch angenehm lauwarm anfühlt, dann hat sie die richtige Temperatur. Mit der Zeit bekommen Sie ein gutes Gespür dafür. Ist die Milch zu heiß, dann können Sie das Fläschchen unter den Wasserhahn halten, hierbei muss jedoch darauf geachtet werden, dass der Sauger nicht in den Kontakt mit dem Wasser aus dem Hahn kommt. Oder aber Sie stellen das Fläschchen in ein kaltes Wasserbad und warten einige Sekunden, bis die richtige Temperatur erreicht ist.

Häufige Probleme

Blähungen: Viele Babys leiden in den ersten Monaten an Blähungen. Diese werden durch Luft verursacht, die beim Trinken mit verschluckt wird. Achten Sie darauf, dass Sie gute Sauger kaufen, die sich der Form einer Brustwarze ähneln. Diese verursachen weitaus weniger Blähungen und Bauchschmerzen. Eine Bauchmassage kann helfen, fahren Sie hierfür vorsichtig und mit leichtem Druck mit den Fingern in Kreisformen über den Bauch Ihres Kindes. Schwacher Fenchel- oder Kamillentee kann die Bauchschmerzen Ihres Kleinen ebenfalls lindern.

Verstopfung: Es kann sein, dass Ihr Baby zeitweise an Verstopfungen leidet. Bei Flaschenbabys kommt dies häufiger vor, denn einige Kinder haben Probleme damit, die Milch richtig zu verdauen. Es kann deshalb sein, dass Sie einige Milchmarken durchprobieren müssen, ehe Sie die richtige Milch finden. Lassen Sie sich auf der Suche nicht beirren und ziehen Sie gegebenenfalls Ihren Kinderarzt zu Rate.

Das Baby möchte nicht trinken: Dies kann mehrere Gründe haben. Oft schmeckt dem Baby die Milch nicht, dann müssen Sie andere Marken ausprobieren, bis Sie die richtige gefunden haben. Es kann jedoch auch sein, dass Ihrem Baby der Sauger nicht gefällt. Plastik ist zwar stabil, jedoch deutlich weniger elastisch und formbar als Silikon. Probieren Sie unterschiedliche Sauger aus, dann finden Sie schnell die Vorlieben Ihres Kleinen heraus.

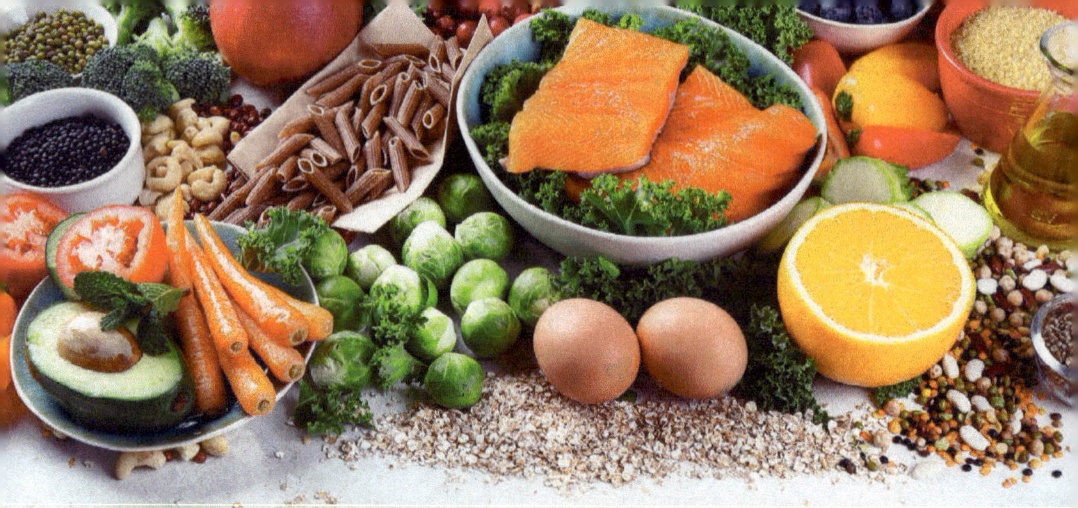

Vitamine und Mineralstoffe

Vitamine und Mineralstoffe sind in jeder Lebensphase des Menschen sehr wichtig. Das starke Wachstum eines Säuglings in den ersten Wochen und Monaten seines Lebens ist eine wahre Meisterleistung der Natur. Die Muttermilch enthält jedoch alle notwendigen Mineralien und Vitamine, weshalb von Nahrungsergänzungsmittel bei Säuglingen abzuraten ist. An dieser Stelle ist es jedoch die Aufgabe der Mutter, auf eine ausgewogene Ernährung zu achten. Denn nur so können die notwendigen Inhaltsstoffe in die Muttermilch gelangen. Versuchen Sie als Mutter, besonders viele frische Nahrungsmittel, Gemüse und Obst zu sich zu nehmen. Eine Diät ist während der Stillzeit nicht zu empfehlen. Auch auf Kohlenhydrate sollte nicht verzichtet werden. Sie haben nach der Stillzeit Ihres Kindes noch genug Zeit, die lästigen Schwangerschaftskilos loszuwerden, also gönnen Sie sich nach der Schwangerschaft und der Geburt eine Umgewöhnungszeit, sodass Ihr Körper nicht überfordert wird und Sie Ihr Baby und sich selbst optimal versorgen können. Wenn Sie Ihr Baby mit der Flasche aufziehen, sind alle Nährstoffe in dem Milchpulver enthalten. Auch hier müssen Sie nichts dazu füttern. Sobald Ihr Baby aus dem Säuglingsalter raus ist und auch schon feste Nahrung zu sich nimmt, müssen Sie darauf achten, dass alle notwendigen Nährstoffe in den gefütterten Gerichten enthalten sind. Kleine Kinder müssen im ersten Lebensjahr nicht unbedingt sehr abwechslungsreich essen, doch die notwendigen Vitamine und Mineralstoffe finden sich schon in einigen wenigen Nahrungsmitteln, die Sie dann immer passend kombinieren können. Die meisten Lebensmittel werden im ersten Lebensjahr in gegarter Form gefüttert. Achten Sie darauf, dass Bakterien zwar abgetötet werden, Sie jedoch nicht all die wertvollen Vitamine verkochen. Das Gleichgewicht ist entscheidend.

Nährstoffe	Lieferanten
Vitamin A = Unterstützt die Entwicklung der Knochen und Augen, bekämpft Infektionen	Rote Bete, Karotten, Fenchel, Spinat, Süßkartoffeln, Grünkohl Brokkoli, Chicorée, Sellerie, Mangold Eisbergsalat, Feldsalat, Kopfsalat Eigelb Mango, Aprikosen, Honigmelone Kürbis, rote Paprika Hering, Lachs, Makrele Butter Rapsöl

Nährstoffe	Lieferanten
Vitamin B2 = Wandelt Nahrung in Energie um	Leinsamen Weizenkleie Gemahlene süße Mandeln Milch und Milchprodukte Weizen- und Roggenvollkorn

Nährstoffe	Lieferanten
Vitamin B12 = Fördert die Entwicklung und Funktion des Nervensystems	Fisch Fleisch Eier Milch und Milchprodukte

Nährstoffe	Lieferanten
Vitamin C = Unterstützt die Wundheilung und beugt Infektionen vor	Kiwi, Erdbeere, schwarze Johannisbeere, Papaya, Mandarine Paprika, Kartoffeln, Kohlrabi Spitzkohl, Weißkohl, Rosenkohl, Grünkohl Brokkoli, Fenchel, Blumenkohl

Nährstoffe	Lieferanten
Vitamin D = Unterstützt die Zahn und Knochengesundheit	Pilze Eier Hering, Lachs, Makrele Butter, Margarine

Nährstoffe	Lieferanten
Vitamin E = Unterstützt Haut, Haare und schützt vor Entzündungen	Nüsse, Samen Pflanzenöle Eier Hering, Lachs, Makrele

Nährstoffe	Lieferanten
Folsäure = Unterstützt das Gehirn und Nervensystem, notwendig für Zellteilung und Neubildung	Rote Bete, Fenchel Bohne, Linsen Brokkoli, Spinat Rosenkohl, Wirsing Weizenvollkorn, Weizenkleie

Nährstoffe	Lieferanten
Zink = Fördert das Wachstum und Wundheilung, stärkt das Immunsystem	Fisch Fleisch ***Vollkorngetreide:*** Weizen, Hafer, Roggen Eier Nüsse Milch und Milchprodukte

Nährstoffe	Lieferanten
Calcium = Fördert die Entwicklung von Knochen und Zähnen	Trockenfrüchte Mandeln, Haselnüsse ***Hülsenfrüchte:*** Bohnen, Kichererbsen, Linsen ***Grünes Gemüse:*** Spinat, Grünkohl, Brokkoli, Fenchel ***Frische Kräuter:*** Majoran, Oregano, Petersilie Kürbis, Süßkartoffeln Milch und Milchprodukte

Nährstoffe	Lieferanten
Eisen = Fördert die Bildung von roten Blutkörperchen	Trockenfrüchte ***Hülsenfrüchte:*** Kichererbsen, Linsen, dicken Bohnen, grüne Bohnen, Kidneybohnen ***Grünes Gemüse:*** Brokkoli, Fenchel, Spinat, Rosenkohl, Grünkohl, Mangold, Zucchini ***Vollkornprodukte:*** Hirse, Haferkleie, Weizenkleie, Haferflocken ***Mageres Fleisch:*** Geflügel, Kalb, Rind, Lamm Eier

Nährstoffe	Lieferanten
Proteine = Zuständig für die Zellbildung	Fleisch Fisch Hülsenfrüchte Nüsse Eier Milch und Milchprodukte

Nährstoffe	Lieferanten
Kohlenhydrate = Energielieferant	***Vollkornprodukte:*** Nudeln, Flocken, Grieß, Brot Reis Kartoffeln Hülsenfrüchte Obst

Nährstoffe	Lieferanten
Fette = Energielieferant	Rapsöl, Olivenöl, Sonnenblumenöl Fleisch Samen, Nüsse Hering, Lachs, Makrele Vollmilch, Vollmilchprodukte

Nährstoffe	Lieferanten
Omega3-Fettsäuren = Fördert die Entwicklung von Gehirn, Sehvermögen und Nervensystem	Lachs, Forelle, Steinbutt, Makrele, Hering, Zander Nüssen, Samen Pflanzenöle

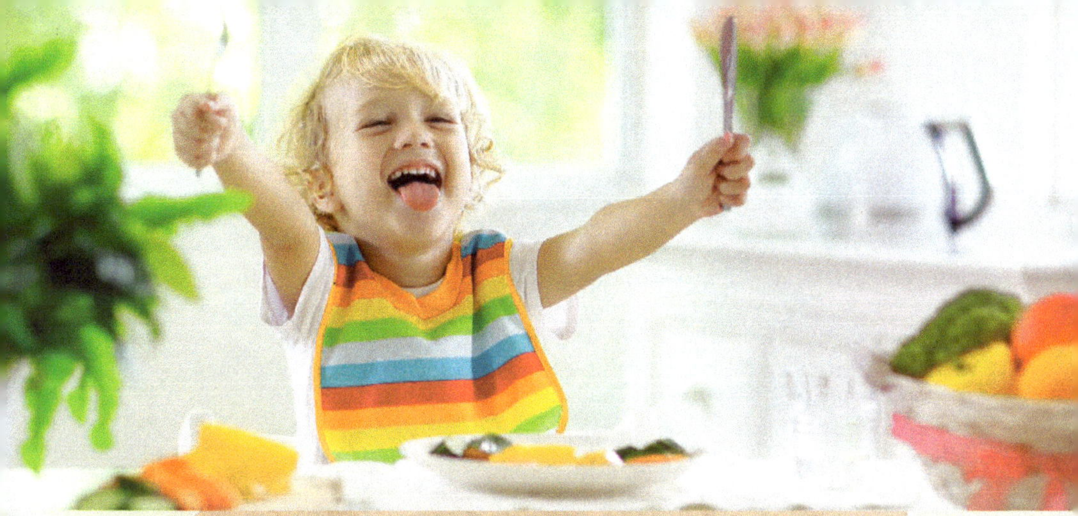

Die erste feste Nahrung

Die ersten Monate vergehen wie im Flug und ehe Sie sich versehen, kommt bereits die Frage der Beikost auf. Wann sollte mit Beikost begonnen werden, welche Lebensmittel eignen sich, wie sollen diese zubereitet werden und wie bekommen Sie Ihr Baby dazu, den Brei zu essen, dies sind nur einige der zahlreichen Fragen, die Ihnen dann durch den Kopf schwirren. Doch keine Sorge, so furchtbar schwierig ist dieses Thema eigentlich nicht und mit den Tipps, die ich Ihnen in diesem Kapitel an die Hand gebe, sollte Ihnen der Übergang von der Milch zur Beikost ohne große Schwierigkeiten gelingen. Zunächst einmal ist ganz wichtig, dass Sie stets im Hinterkopf behalten, dass die Beikost im ersten Lebensjahr lediglich eine Ergänzung ist. Die Milch, sei es Muttermilch oder Flaschenmilch, stellt in den ersten 12 Monaten die Hauptnahrungsquelle dar. Sie müssen also weder sich selbst, noch Ihr Kind unter Druck setzen, indem Sie verzweifelt versuchen, es zum Breiessen zu zwingen. Es kann kein genauer Zeitpunkt für die Einführung der Beikost genannt werden. In den ersten drei bis vier Monaten sollte ein Baby ausschließlich Milch trinken. Ab dem vierten Monat beginnen die ersten damit, dem Kind Beikost anzubieten. In diesem Alter sollte diese in jedem Fall püriert werden. Sie können Ihrem Kleinen jedoch auch Früchte und Gemüse zum Lutschen anbieten. Es gibt zahlreiche Formen und Möglichkeiten, wie die Beikost eingeführt werden kann. Doch kommen wir zurück zum richtigen Zeitpunkt. Wie bereits erwähnt, kann dieser nicht an einem bestimmten Datum festgemacht werden. Es gibt jedoch sogenannte Reifezeichen, die Ihr Baby Ihnen gibt und an denen Sie sich orientieren können.

Reifezeichen

Interesse am Essen anderer: Wichtig ist, dass Sie Ihr Kind aktiv an Ihrem Alltag teilhaben lassen. Wenn Sie sich zu den Mahlzeiten setzen, so können Sie Ihr Baby mit an den Tisch setzen, in einem Babystuhl oder seinem Kinderwagen. Auf diese Weise kann Ihr Kleines Sie beim Essen beobachten und wenn es sich auf Ihrem Schoß befindet werden Sie sehen, wie es gelegentlich auf den Teller greifen möchte und wie es die Bewegungen Ihres Löffels oder Ihrer Gabel beobachtet.

Das Baby kann mit Unterstützung sitzen: Ihr Baby kann im fünften Lebensmonat noch lange nicht alleine aufrecht sitzen, das ist auch ganz normal. Es sollte jedoch in der Lage sein, an Kissen angelehnt oder in einer Babyschale, den eigenen Kopf zu halten, ohne dass dieser ständig nach rechts und links schwingt. Der Ausspuck-Reflex ist geschwächt oder gar nicht mehr vorhanden: In den ersten Monaten hat Ihr Kind einen sehr ausgeprägten Ausspuckreflex. Sobald sich etwas breiartiges im Mund befindet, wird es mit der Zunge schwungvoll wieder herauskatapultiert. Dieser Reflex lässt nach einigen Monaten nach, sodass es dem Baby möglich ist, die erste feste Nahrung zu sich zu nehmen.

Das Baby kann Spielzeug und andere Gegenstände bereits greifen und führt diese zum Mund: Ihr Kind muss mit vier Monaten noch keinen Löffel halten und damit das Essen selbst zum Mund führen. Trotzdem ist es ein deutliches Reifezeichen, wenn es anfängt, die Hände bewusst in den Mund zu stecken und an Spielzeug zu lutschen. Achten Sie auf dieses Zeichen, denn Sie können Ihrem Baby auch schon Gemüse und Obst anbieten, das nicht zu einem Brei verarbeitet wurde. Dabei müssen Sie jedoch immer sicherstellen, dass Ihr Baby keine Stückchen “abbeißen” kann, an denen es sich verschlucken könnte.

Es gibt unterschiedliche Möglichkeiten, die Beikost einzuführen. Wichtig ist hierbei, dass die Sicherheit des Babys im Vordergrund steht. Geben Sie Ihrem Kind keine Lebensmittel, an denen es sich verschlucken könnte und lassen Sie es nie unbeaufsichtigt. Dazu gehört auch, dass Sie Haustiere beim Essen von Ihrem Baby trennen oder zumindest sicherstellen, dass sich das Tier Ihrem Kind nicht nähern kann. Unfälle passieren dann, wenn niemand mit ihnen rechnet und oft in Situationen, die schon 100 Mal ohne Zwischenfälle stattgefunden haben.

Zu Anfang kann das kleine Kind noch nicht kauen und auch das Schlucken von Brei ist sehr ungewohnt. Es kann deshalb einige Anläufe in Anspruch nehmen, ehe der Brei wirklich heruntergeschluckt wird. Sie können Ihrem Baby frisch zubereitete Säfte anbieten, auf diese Weise wird es mit neuen Aromen in einer gewohnten Konsistenz vertraut gemacht. Die Säfte können beispielsweise aus Apfel, Möhren oder Melone bestehen, Zitrusfrüchte eignen sich nicht. Abgepackte Säfte enthalten oft Unmengen an Zucker, weshalb sie ebenfalls nicht zu empfehlen sind. Beobachten Sie Ihr Kind, um sicherzustellen, dass es keine Bauchschmerzen bekommt. Sie sollten in den ersten Wochen auch keine ganze Flasche geben, sondern immer nur kleine Mengen, um den Magen und den Verdauungstrakt des Kindes an die neuen Inhaltsstoffe der Nahrung zu gewöhnen.

Besonders in den heißen Sommermonaten bieten sich gekühlte Früchte und Gemüse an. An diesen kann Ihr Baby lutschen, wenn die ersten Zähnchen durchkommen und das Zahnfleisch besonders empfindlich ist. Kühle Früchte spenden dann etwas Linderung. Es gibt besondere Schnuller, deren Aufsatz aus einem engen Netz besteht und welches mit Obst gefüllt werden kann.

Darüber hinaus sollten Sie stets die Magengröße Ihres Kindes vor Augen haben. Dieser ist in den ersten Lebensmonaten noch sehr klein, weshalb Sie nicht erwarten können, dass Ihr Baby mit fünf Monaten bereits ein ganzes Gläschen mit Brei aufisst. Die Mahlzeiten und Menge des Essens sind immer von der Entwicklung des Kindes abhängig. Einige Kinder haben bereits mit fünf Monaten ein deutliches Interesse an Brei und wollen sogar schon mal an einer Gurke lutschen. Andere hingegen möchten mit neun Monaten am Liebsten immer noch nur Milch trinken. Lassen Sie sich von den zahlreichen Ratschlägen Ihrer Mitmenschen nicht beirren und probieren Sie selbst, was für Sie und Ihr Kind am besten passt. Machen Sie sich keinen Druck, sondern versuchen Sie, Ihr Baby möglichst viel an Ihrem Leben teilhaben zu lassen, damit es sich Ihre Gewohnheiten abgucken kann, es jedoch nicht unter Druck zu setzen. Darüber hinaus durchläuft jedes Kind unterschiedliche Phasen. Es kann sein, dass Ihr Baby mit sieben Monaten super isst und Sie ihm bereits einzelne Nudeln oder Brot von Ihren Mahlzeiten anbieten können, es dann mit 10 Monaten jedoch wieder mehr Milch trinken möchte und die Beikost unbeachtet lässt.

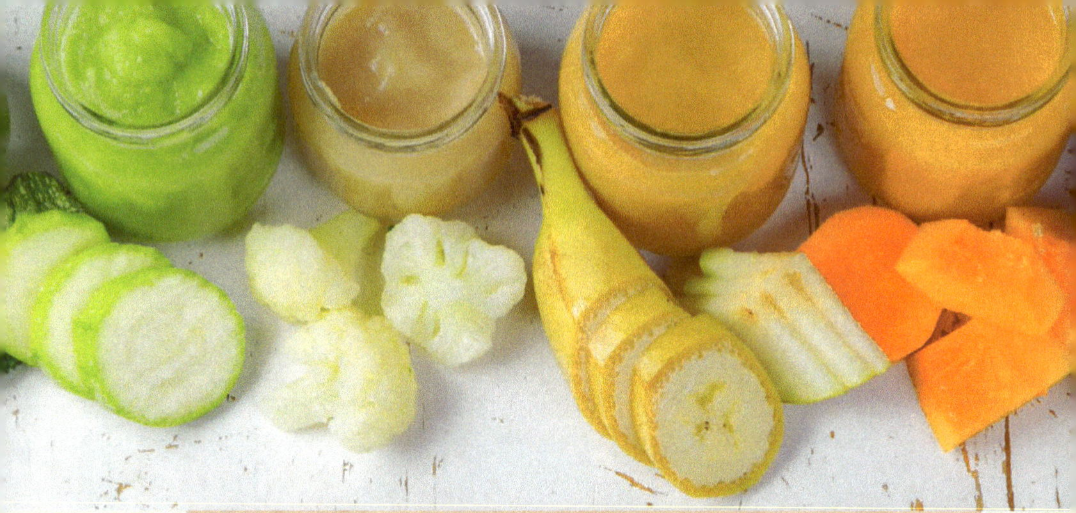

Der Weg von der Milch zur Beikost

Alter	Ernährung
1. – 4 Monat	Muttermilch, Säuglingsmilch
Ab dem 5. Monat	Zusätzlich zur Milch gibt es erste Kostproben an Gemüsebrei Einführung Gemüse-Kartoffel Fleisch-Brei am Mittag
Um den 6. Monat	Einführung Milch-Getreide-Brei am Abend
Um den 7. Monat	Einführung Obst-Getreide-Brei am Nachmittag Lebensmittel aus allen Gruppen
Um den 10. Monat	Erste Selbstständige Essversuche Übergang Beikost zu Familienkost Ende 1. Lebensjahr Selbstständiges Essen und Trinken

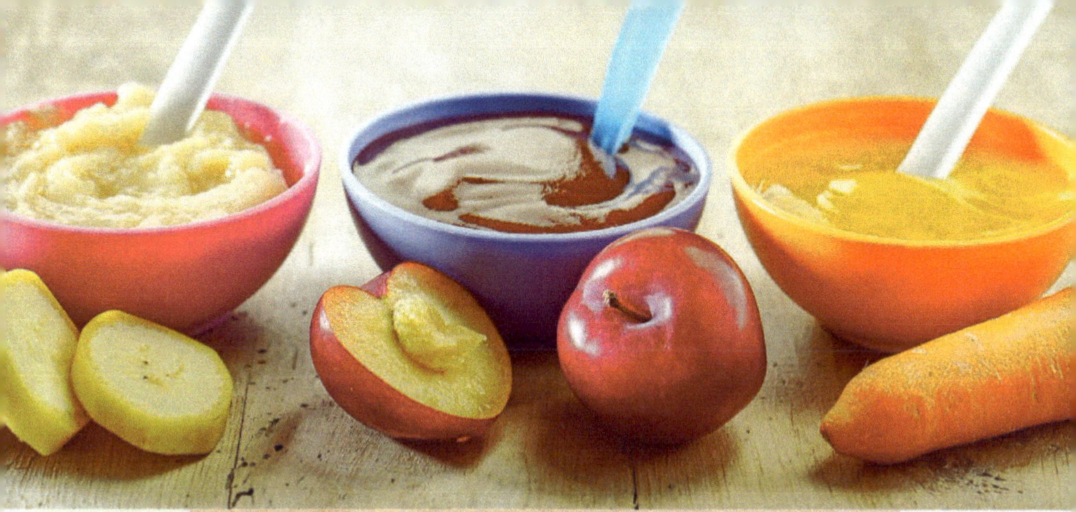

Selber kochen oder kaufen?

Auch hier scheiden sich die Geister und wie so oft, wenn es um das Großziehen von Kindern geht, geben alle Mitmenschen ihre gut gemeinten Ratschläge und halten an diesen mehr oder weniger penetrant fest. Und auch hier kann ich nur eine Sache ein weiteres Mal wiederholen: Ihr Kind, Ihre Entscheidungen! Lassen Sie sich von den Anderen nicht einschüchtern und halten Sie an Ihren eigenen Vorstellungen fest! Es verhält sich hier ganz ähnlich wie mit dem Konflikt zwischen Stillen und Fläschchen geben. Beides hat seine Vor- und seine Nachteile. Es liegt an Ihnen, mit welcher Variante Sie sich am Wohlsten fühlen. Außerdem müssen Sie keine absolute Entscheidung treffen. Sie können mit Gläschen beginnen und sich dann daran trauen, Ihrem Baby selbst den Brei zu kochen oder aber Sie beginnen mit dem Selbstkochen und gehen nach einiger Zeit auf Gläschen über. In diesem Kapitel werde ich Ihnen alle notwendigen Informationen zur Verfügung stellen, damit Sie Ihre Entscheidung treffen können und sich mit Ihrer Wahl gut fühlen. Zur besseren Überschaubarkeit hebe ich die Vorteile und Nachteile beider Ernährungsformen hervor.

Selbstkochen

Die Vorteile:

Frische Zutaten frisch zubereitet: Sie können sicherstellen, dass die Zutaten der Gerichte für Ihr Baby immer frisch sind und selbst entscheiden, bei welcher Supermarktkette oder auf welchem Markt Sie die einzelnen Zutaten erstehen.

Unterschiedliche Variationsmöglichkeiten: Sie können den Brei ganz frei von festen Vorgaben zusammenstellen und haben sehr viel mehr Kombinationsmöglichkeiten, als wenn Sie fertigen Brei kaufen. Schonende Garung: Sie können sicherstellen, dass Sie die Lebensmittel schonend garen und keine Vitamine verlorengehen. Außerdem können Sie die Zutaten so zubereiten, wie es Ihrem Kind am besten schmeckt.

Die Nachteile:

Zeitaufwendig: Selbst zu kochen ist eindeutig zeitaufwendiger, als ein Gläschen zu öffnen und zu erwärmen. Sie können sich jedoch helfen, indem Sie einige Zutaten vorkochen und einfrieren. Sie können auch Gläschen selbst einkochen. Achten Sie darauf, dass der Brei beim Einfüllen ganz heiß ist, damit Sie ein Vakuum erzeugen können.

Gläschen füttern

Die Vorteile:

Wenig Zeitaufwand: Die Gläschen sind einfach aufzuschrauben und zu erwärmen, Sie können nichts falsch machen. Garantierte Qualität: Die Herstellung der Gläschen mit Babynahrung wird streng überwacht. Die einwandfreie Qualität des Breis wird garantiert. Anders als beim Selbstkochen müssen Sie sich keine Gedanken darum machen, ob eine Zutat vielleicht nicht mehr ganz frisch ist oder sich überhaupt für den Brei Ihres Kindes eignet.

Viel Auswahl: Heut zu tage gibt es eine große Auswahl an Gläschen. Es gibt verschiedene Marken und Geschmacksrichtungen. Sie können aussuchen, was Ihr Baby wann essen soll und werden schnell merken, welche Kombinationen ihm besonders gut schmecken.

Einfach zu transportieren: Sie können problemlos Ausflüge machen und einfach ein Gläschen mitnehmen. In den meisten Restaurants können Sie dieses erwärmen lassen, sodass auch ein Restaurantbesuch mit einem Baby kein Problem ist und Sie entspannt verreisen können.

Die Nachteile:

Zu große Portionen: Viele Gläschen sind für die Anfangszeit zu groß. Ihr Baby isst in den ersten Monaten oft kein ganzes Gläschen auf, sodass Sie den Rest wegschmeißen müssen. Aus Hygienegründen können Sie die angebrochenen Gläschen nicht über einen langen Zeitraum hinweg aufbewahren. Teuer: Die Gläschen sind um einiges teurer, als selbst zu kochen. Wenn Sie den Preis jedoch gegen die Zeit des Kochens aufrechnen, sind die Kosten wohl beinahe gleich hoch.

Begrenzte Auswahl: Auch wenn die Gläschen mit Babynahrung mittlerweile in vielen Geschmacksrichtungen erhältlich sind, so ist die Auswahl selbstverständlich nicht unbegrenzt. Es kommt häufig vor, dass dem Kind ein bestimmter Bestandteil des Breis nicht schmeckt und diesen können Sie dann selbstverständlich nicht austauschen, wie es Ihnen beim Selbstkochen möglich ist.

Ich kann Ihnen dazu raten, beides auszuprobieren und dann zu entscheiden, was Ihnen am besten gefällt und was sich am einfachsten im Alltag umsetzen lässt. Wenn Sie viel unterwegs sind, dann bieten sich Gläschen an, wollen Sie die einzelnen Zutaten der Mahlzeiten Ihres Babys besser kontrollieren können, so sollten Sie sich für das Selbstkochen entscheiden. Von Vorteil ist jedoch, dass Sie die Methoden auch abwechseln können. Da der Babybrei so schonend zubereitet ist, dass er dem Magen des Kleinen normalerweise keinerlei Probleme bereitet, benötigen Sie keine Umgewöhnungszeit. Sie können beispielsweise im normalen Alltag selber kochen und bei einer Reise auf Gläschen ausweichen.

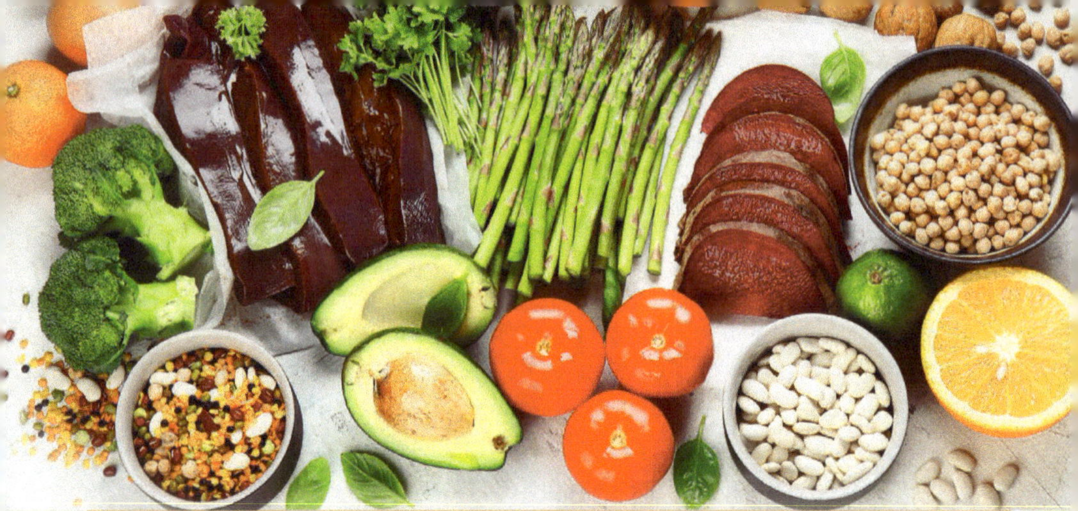

Die besten Nahrungsmittel für den Babybrei

Grundsätzlich lässt sich sagen, umso frischer, desto besser. Sie werden die meisten Lebensmittel in den ersten Monaten kochen müssen, doch wenn die Grundzutaten frisch sind, dann enthält der Brei am Ende einen hohen Anteil an Vitaminen und anderen Nährstoffen.

Fangen Sie mit leichten Lebensmitteln an, die nicht schwer im Magen liegen. Die Einführung und Umsetzung ist von Familie zu Familie unterschiedlich, doch sie könnte beispielsweise folgendermaßen geschehen:

Das Baby befindet sich im sechsten Lebensmonat, die Reifezeichen sind deutlich vorhanden und Sie haben das Gefühl, dass Ihr Baby etwas Neues ausprobieren möchte und von der Muttermilch oder Flaschenmilch allein nicht mehr satt zu werden scheint. Sie beginnen mit einer Gemüsesorte zu den Hauptmahlzeiten. Die erste Zutat ist beispielsweise Möhre. Sie kochen sie und mixen sie zu einem sämigen Brei. Nicht zu fest, denn Ihr Kind ist an das Schlucken von Brei noch nicht gewöhnt. In den ersten Tagen kann die Konsistenz ruhig etwas flüssiger sein. Sie verwenden keinen Zucker, können jedoch eine kleine Prise Salz und etwas Öl in den Brei geben. Durch das Öl wird er leichter bekömmlich, es sollte jedoch nicht zu viel sein. Den Möhrenbrei geben Sie Ihrem Baby eine Woche lang, auf diese G 46 Weise kann es sich an den Geschmack gewöhnen und Sie können sichergehen, dass der Brei keine Beschwerden verursacht und gut angenommen wird. Die Möhre wird die nächsten Wochen die Grundzutat im Brei sein.

In der zweiten Woche kochen Sie die Möhre gemeinsam mit etwas Kartoffel. Manche beginnen mit Kartoffel, sie ist jedoch allein nicht unbedingt lecker, weshalb Möhre von den Babys besser angenommen wird. Auch diese Kombination behalten Sie eine Woche lang bei. Keine Sorge, Ihrem Baby wird nicht langweilig, die Geschmacksknospen der Zunge müssen sich erst an den neuen Geschmack gewöhnen. Es kann durchaus mehrere Tage dauern, ehe Ihr Kind den Brei annimmt und wirklich ein paar Löffelchen hinunterschluckt. In den ersten Wochen sollten Sie ruhig kleine Mengen kochen, da Ihr Baby mit einigen kleinen Löffeln bereits satt wird.

Zu den Nebenmahlzeiten können Sie Fruchtpüree füttern. Dazu können Sie beispielsweise Birne oder Apfel kochen und zu Mus verarbeiten. Wichtig ist, dass Sie mit der Einführung ebenso verfahren wie bei den herzhaften Pürees. Nur so können Sie sicherstellen, dass Ihr Baby die Nahrungsmittel verträgt und keine Allergie oder sonstiges ausgebildet wird. Wenn Ihr Baby den herzhaften Brei nicht essen möchte, so können Sie diesen mit etwas Fruchtbrei mischen. Dies sollte jedoch nur zu Anfang als Anreiz genommen werden und nicht zur Gewohnheit werden. Ihr Baby wird sich sonst daran gewöhnen, nur süßen Brei anzunehmen.

In der dritten Woche können Sie die Möhre mit etwas Pastinake mischen. In der vierten mit etwas Kürbis und so weiter. Die Technik ist immer die Gleiche. Im folgenden Abschnitt werde ich Ihnen auflisten, welche Lebensmittel sich ab welchem Lebensmonat eignen:

Ab dem fünften Monat: Möhre, Pastinake, Kartoffel, Kürbis, Apfel, Birne, Gurke

Ab dem siebten Monat *(zusätzlich zu den bereits genannten Nahrungsmitteln)*: Hühnchen, Pute, grüne Bohnen, Zuckererbsen, Nudeln, Reis, Brot, Banane (in kleinen Mengen), Melone, Wassermelone, Linsen, Fisch, Weintrauben, Kräuter, Zwiebel

Ab dem neunten Monat *(zusätzlich zu den bereits genannten Nahrungsmitteln)*: Bohnen, Kichererbsen, Rindfleisch, Schweinefleisch, Hirse, Ei, Aufschnitt, Käse, Pilze, Erdbeeren, Himbeeren, Blaubeeren

Ab dem **elften Lebensmonat** kann eigentlich vom Tisch der Eltern mitgegessen werden. Hier stehen viele Familien jedoch vor einem neuen Problem, denn der Übergang von Brei zu Beikost gelingt nicht immer ganz reibungslos. Fangen Sie mit Lebensmitteln an, die Ihrem Kind besonders gut schmecken und machen Sie einen schrittweisen Übergang. Sie können den Brei beispielsweise weniger stark pürieren. Die Stückchen sind zwar ungewohnt, stellen aber kein Risiko dar, wenn sie einfach verschluckt werden. Es ist wichtig, dass Sie Ihr Kind an den Mahlzeiten der Familie teilhaben lassen. Sie können es zwar schon vorher füttern, damit Sie nicht gestresst sind, wenn Sie versuchen müssen, selbst zu essen und gleichzeitig ein hungriges Baby zu füttern. Doch Ihr Kind sollte sehen, wie Sie essen, auf diese Weise entwickelt es Neugier für die von Ihnen verzehrten Speisen. Die Koordination der Hände ist außerdem so weit fortgeschritten, dass Sie ihm bereits Nudeln oder ein Stück Brot in die Hand drücken können. Schritt für Schritt pürieren Sie die Zutaten weniger stark und lassen einige Lebensmittel schließlich unpüriert. Seien Sie unbeirrt, auch wenn Ihr Kind bei den ersten Versuchen vielleicht keine großen Mengen isst und einiges wieder ausspuckt. Manche Eltern fangen an, lustige Geräusche und Bewegungen zu machen, damit sich das Kind den Löffel in den Mund schieben lässt. Es gibt Kinder, die in den ersten Lebensjahren nicht gerne essen und in einem solchen Fall kann dieses Vorgehen tatsächlich helfen. Doch wenn Ihr Kind eigentlich gut isst, dann ist es nicht unbedingt zu empfehlen, denn Sie bringen Ihrem Kind damit bei, dass das Essen ein Spielvorgang ist. Sie sollten nach Möglichkeit versuchen, Spielen und Essen deutlich voneinander zu trennen. Die Gesundheit und die gute Entwicklung des Babys stehen jedoch im Vordergrund. Wenn Sie merken, dass Ihr Kind zu wenig isst und nicht optimal zunimmt, dann ist jedoch die Gesundheit Ihres Kindes am Wichtigsten und Sie können durchaus versuchen, es spielerisch an das Essen heranzuführen. Sobald Ihr Baby mehrere Mahlzeiten am Tag in fester Form zu sich nimmt, können Sie die Menge an Milch etwas herunterfahren. Darüber hinaus sollten Sie stets zuerst den Brei geben und danach mit etwas Milch den restlichen Hunger stillen. Wenn Ihr Kind zuerst die Milch bekommt, dann wird es den Brei weniger gut annehmen. Das Stillen oder Geben der Flasche wird im Laufe des Jahres immer mehr zu einem intimen Moment zwischen Eltern und Kind, während die reine Nahrungsaufnahme in den Hintergrund tritt. Wenn Ihr Baby neue Zähne bekommt, andere Schmerzen empfindet oder krank ist, kann es sein, dass es den Brei ablehnt und stattdessen mehr Milch trinken möchte.

Wichtig ist, dass Sie das Wohlbefinden und die gesunde Entwicklung Ihres Kindes in den Vordergrund stellen und das Essen an seine Bedürfnisse anpassen.

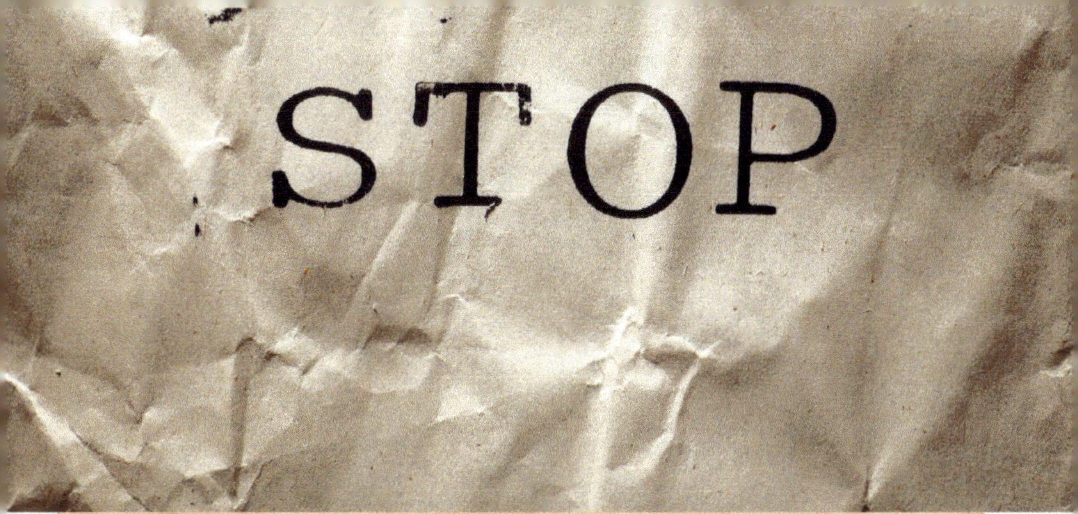

Diese Lebensmittel eignen sich nicht

Wenn Sie sich dazu entscheiden, Ihrem Baby Gläschen zu geben, dann fällt dieser Teil natürlich weg, doch wenn Sie selbst kochen möchten, dann sollten Sie diese Zutaten nicht für den Babybrei verwenden.

Lebensmittel aus Dosen: Gemüse sollte lieber frisch oder tiefgefroren gekauft werden. Gemüse oder Bohnen in Dosen enthalten meist Konservierungsstoffe und wurden nicht schonend gegart. Vitamine gehen bei der Herstellung verloren, außerdem sind die Lebensmittel oft zu stark gewürzt und deshalb für den empfindlichen Babymagen nicht geeignet.

Getrocknete Früchte: Sie sind zu hart und das Kind könnte sich verschlucken. Darüber hinaus werden viele Trockenfrüchte gezuckert.

Zitrusfrüchte: Die Säure der Früchte schadet dem Magen und ist nicht leicht zu verdauen. Darüber hinaus trinken Babys noch sehr viel Milch, die sich mit der Säure der Zitrusfrüchte nicht verträgt.

Rohes Fleisch: Viele lieben Mettbrötchen und Tartar, doch für Babys ist rohes Fleisch ganz und gar nicht geeignet. Das Fleisch kann Bakterien und Keime enthalten, die für den kleinen Babymagen schädlich sind und zu schweren Krankheiten führen können.

Sushi: Sushi enthält rohe, tierische Zutaten, die für das kleine Kind nicht geeignet sind und zu Erkrankungen führen können.

Honig: Kaltgeschleuderter Honig kann Bakterien enthalten, die zu schweren Krankheiten führen können. Wenn Sie die Nahrung Ihres Babys süßen möchten, so sollten Sie im ersten Lebensjahr zu normalem Zucker greifen. Kleine Kinder sind jedoch noch nicht an süße Nahrung gewöhnt und normalerweise reicht die natürliche Süße der Früchte vollkommen aus.

Gefährliche Nahrungsmittel: Die Lebensmittel, die Sie Ihrem Baby anbieten, sollten keine Gefahr darstellen können. Einige Lebensmittel sind deshalb mit Vorsicht zu genießen. Weintrauben beispielsweise sollten zu einem Muß verarbeitet werden, da sie im Ganzen zu gefährlich sind. Außerdem sollten Sie alle Kerne aus Äpfeln, Weintrauben, Birnen usw. entfernen.

Frittiertes: Sobald Ihr Baby bereits selbst Lebensmittel festhalten und an den Mund führen kann, kommen auch Pommes und Ähnliches in die engere Auswahl. Sie sollten jedoch aufpassen, denn zu viel Fett ist für das Baby nicht gut. Auch sind Pommes und andere oft zu stark gesalzen.

Gewürze: Frische Kräuter und etwas Salz, mehr braucht es nicht, um den Brei zu würzen. Zu viele Gewürze reizen den Magen und auch der Geschmackssinn des Babys ist auf zu starke Aromen nicht vorbereitet.

Getränke: Softdrinks enthalten neben Kohlensäure auch einen sehr hohen Anteil an Zucker oder anderen Süßungsmitteln und sind deshalb ganz und gar nicht für die Ernährung Ihres kleinen Kindes geeignet. Coca-Cola enthält darüber hinaus noch Koffein, welches ein Baby nicht zu sich nehmen sollte. Am besten ist Wasser ohne Kohlensäure, wenn Sie etwas Abwechslung in den Alltag Ihres Babys bringen möchten, so können Sie frische Fruchtsäfte zubereiten oder aber Tee vorbereiten und abkühlen lassen. Frische Kräutertees eignen sich besonders gut, Schwarztee und grüner Tee hingegen nicht.

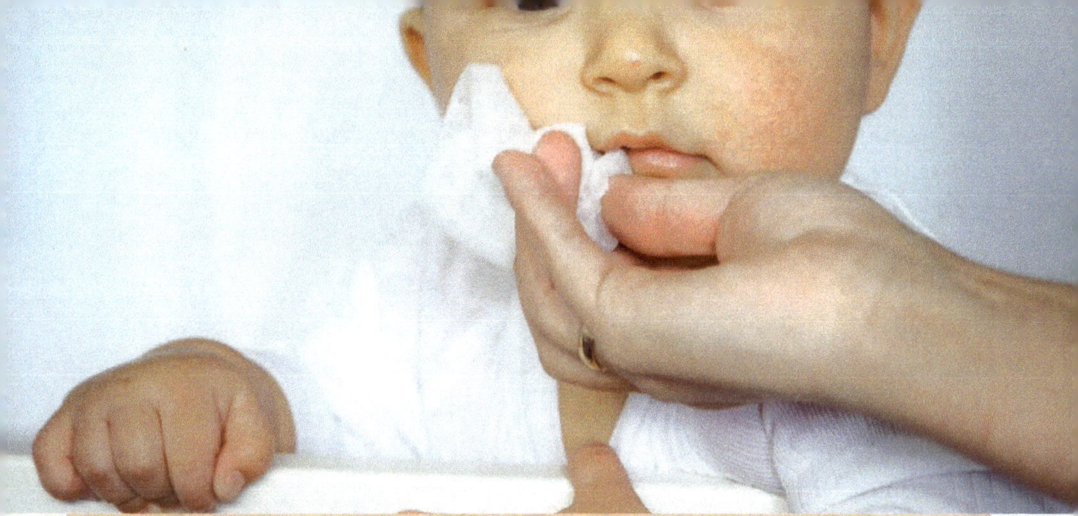

Allergien bei Babys

Um diesem wichtigen Thema in diesem Kapitel auf den Grund gehen zu können, muss das Wort Allergie erst einmal klar definiert werden. Lebensmittel können oft Reaktionen von Unverträglichkeit auslösen. Dies können beispielsweise Durchfall oder Übelkeit und Erbrechen sein. Von einer Allergie wird jedoch erst dann gesprochen, wenn die Symptome durch das Abwehrsystem des Körpers hervorgerufen werden. Es kann dann zu Veränderungen der Haut kommen, Atemnot und Ausschlag sind nicht selten. Die allergische Reaktion erfolgt bei Kontakt mit den in den Lebensmitteln enthaltenen Proteinen, denn bisher konnten keine allergischen Reaktionen auf Kohlenhydrate oder Fette festgestellt werden.

Eine Allergie kann ganz plötzlich auftreten, auch wenn das Lebensmittel vorher bereits mehrere Male verzehrt wurde. Genauso kann eine Allergie auch ganz von alleine wieder verschwinden.

Komplexe Allergien wie bei Erwachsenen beispielsweise eine Katzenhaarallergie oder eine Allergie gegen ein bestimmtes Lebensmittel, kommen bei Kleinkindern sehr selten vor. Allergien entwickeln sich meist aus einer Pollenallergie heraus, im Säuglingsalter sind sie deshalb noch nicht so oft vertreten.

Es kann jedoch sehr wohl vorkommen, dass ein Baby eine allergische Reaktion auf ein Grundnahrungsmittel zeigt. Dies sind in den meisten Fällen Fisch, Milch, Soja, eine Getreidesorte, Nüsse oder Hühnereier. Die Reaktionen treten selbstverständlich auch dann auf, wenn das Lebensmittel nicht pur, sondern nur als Bestandteil einer Mahlzeit verzehrt wird.
Bei Kleinkindern zeigt sich eine Allergie häufig in Form von Husten, Atemnot, Schwellungen der Nase, Juckreiz, Nesselsucht oder anderen Rötungen, brennen des Halses, der Zunge oder des Rachenraumes, Durchfall, Erbrechen, Bauchschmerzen oder Verstopfung. Sie sehen, die Symptome sind vielfältig und hängen von dem Baby und von dem Lebensmittel ab. Meist lässt sich eine Allergie feststellen, weil die Symptome kurze Zeit nach dem Verzehren des Lebensmittels beginnen.

Oft kommt den Eltern nicht sofort der Gedanke, dass es sich um eine allergische Reaktion handeln könnte. Es vergehen deshalb einige Tage der Ungewissheit. Wenn Sie jedoch bereits einen Verdacht haben, dann kann es sehr hilfreich sein, ein Tagebuch zu schreiben, in welchem Sie genaustens notieren, was Ihr Baby über den Tag verteilt zu sich nimmt. Geben Sie Gläschen, so sollten Sie während der Suche nach dem Lebensmittel, auf welches Ihr Kind allergisch reagiert, möglichst selber kochen. Auf diese Weise haben Sie einen besseren Überblick, welche Nahrungsmittel sich in den Speisen Ihres Babys verstecken. Da der Brei eines Kleinkindes meist nur aus einigen wenigen Lebensmitteln zusammengesetzt ist, sollte der Übeltäter relativ schnell gefunden werden können. Sobald Sie wissen, welches Nahrungsmittel die allergischen Reaktionen hervorruft, sollten Sie sich mit Ihrem Kinderarzt absprechen. In den meisten Fällen muss eine Diät 55 begonnen werden, bei welcher das besagte Lebensmittel aus dem Alltag gestrichen wird.

Lebensmittelallergien verschwinden bei den meisten Kleinkindern bis zum Schulkindalter wieder und bleiben nicht bis in die Jugend hinein bestehen. Sie können das Nahrungsmittel deshalb erst einmal weglassen und später immer wieder mit Hilfe einer kleinen Dosis überprüfen, ob die Allergie noch besteht. Dies sollte jedoch unter der Aufsicht eines Arztes geschehen. Sie können die Entwicklung Ihres Kindes unterstützen, indem Sie es möglichst bis zum fünften Lebensmonat ausschließlich stillen oder das Fläschchen geben. Es ist bewiesen, dass Babys, die in den ersten vier Lebensmonaten ausschließlich Milch getrunken haben, weniger häufig an Lebensmittelallergien leiden.

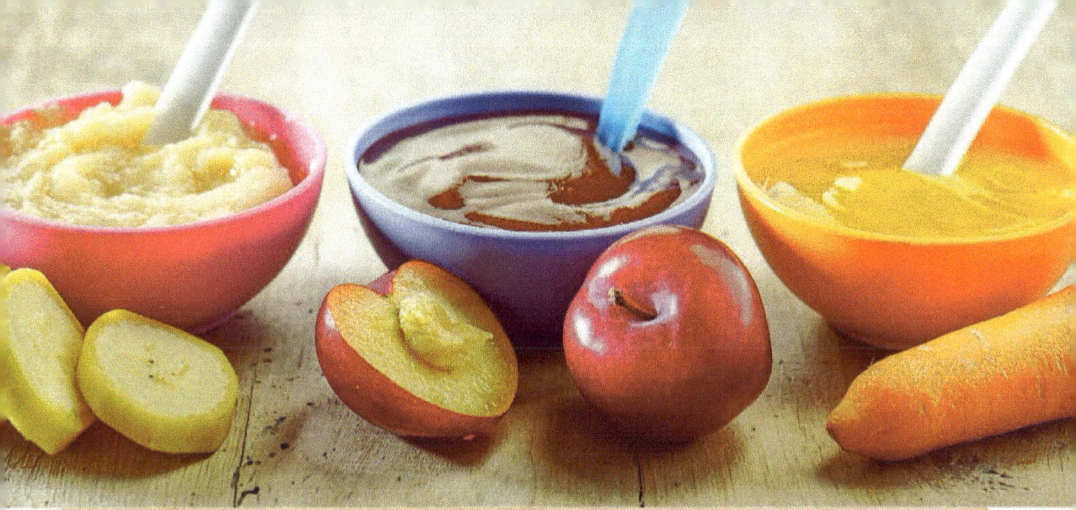

Die Ernährung im ersten Jahr auf einen Blick

1. bis einschließlich 4. Lebensmonat: Milch (Stillen oder Fläschchen geben)

5. bis einschließlich 6. Lebensmonat: Möhre, Pastinake, Kartoffel, Kürbis, Apfel, Birne, Gurke Zubereitung: fein püriert und gekocht, Früchte auch roh. Wenig Salz, keine Gewürze und kein Zucker oder Honig

7. bis einschließlich 8. Lebensmonat: Hühnchen, Pute, grüne Bohnen, Zuckererbsen, Nudeln, Reis, Brot, Banane (in kleinen Mengen), Melone, Wassermelone, Linsen, Fisch, Weintrauben, Kräuter, Zwiebel Zubereitung: püriert und gekocht, Früchte auch roh. Wenig Salz, kaum Gewürze, wenig Zucker, kein Honig

9. bis einschließlich 10. Lebensmonat: Bohnen, Kichererbsen, Rindfleisch, Schweinefleisch, Hirse, Ei, Aufschnitt, Käse, Pilze, Erdbeeren, Himbeeren, Blaubeeren Zubereitung: weniger fein püriert, einiges bereits im Ganzen. Wenig Salz, wenig Gewürze, etwas Zucker, kein Honig.

11. und 12. Lebensmonat: Weiterhin Breikost oder bereits Beikost vom Tisch der Eltern. Zubereitung: Stetig weniger pürieren, kein Honig, wenig Salz, wenig Zucker, wenig Gewürze.

Das ganze erste Lebensjahr über stellt Milch die Hauptnahrungsquelle Ihres Babys dar. Erschrecken Sie sich nicht, wenn es mal mehr und mal weniger an dem Brei und der Beikost interessiert ist. An Milch sollte es während des ersten Lebensjahres jedoch nicht fehlen!

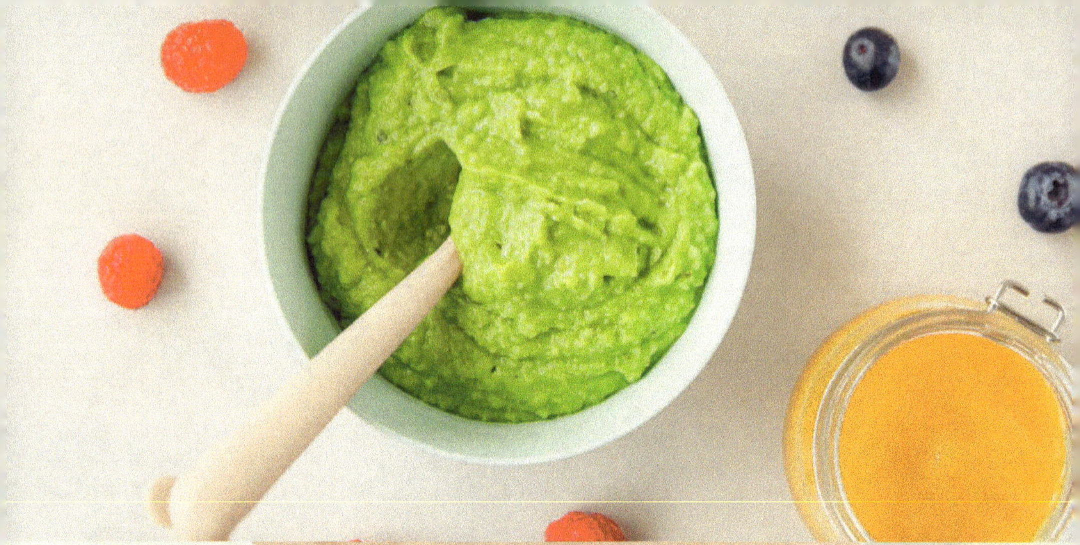

Rezeptewelt

Abkürzungen für die Rezepte

Pck. = Packung

St. = Stück

g = Gramm

kg = Kilogramm

ml = Milliliter

cm = Zentimeter

cl = Zentiliter

l = Liter

HV: Handvoll

Msp. = Messerspitze

Ds. = Dose

TL = Teelöffel

EL = Esslöffel

n.B.= nach Bedarf

Grundrezepte

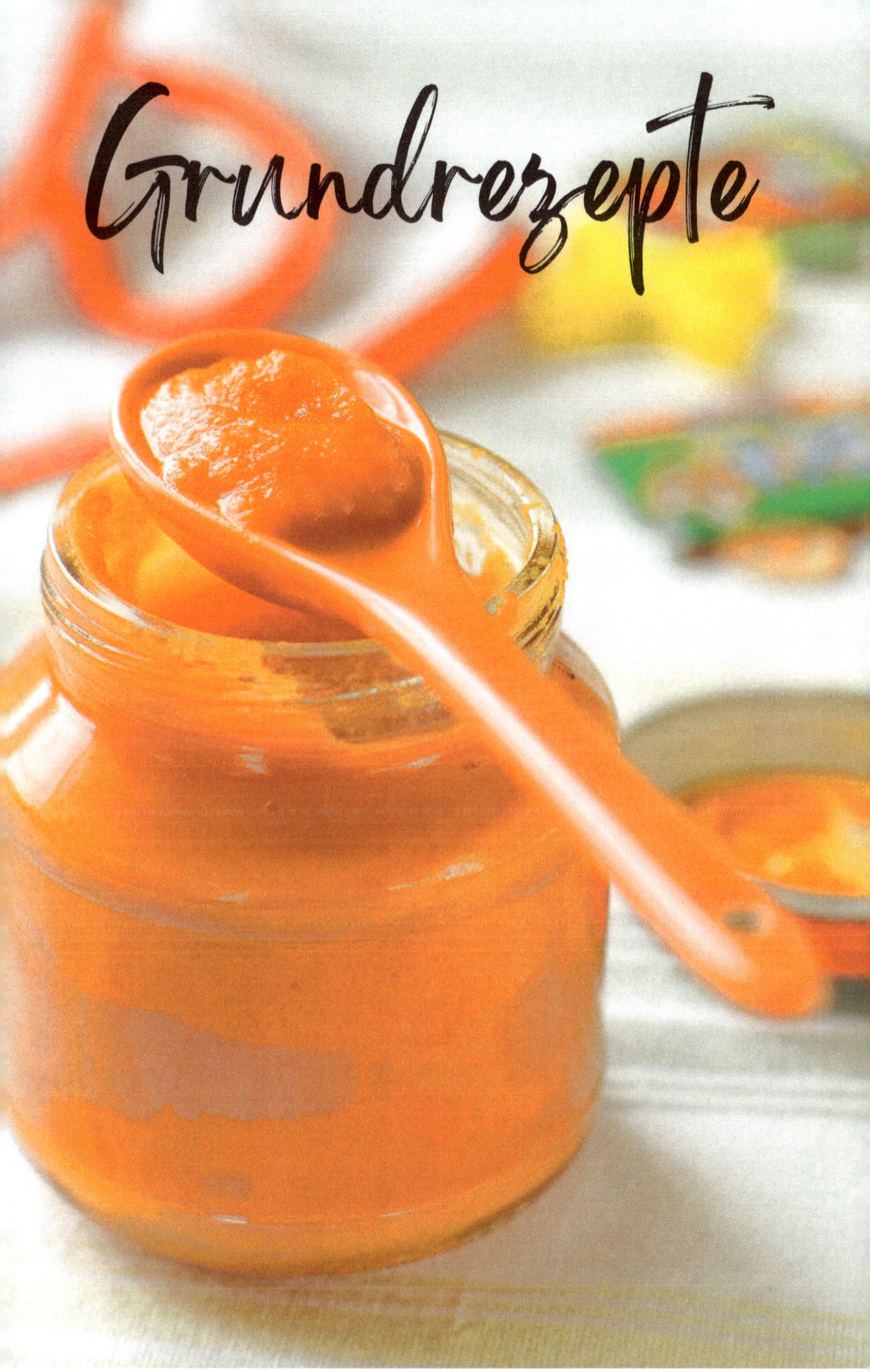

Gemüsebrei

Portionen: 2 **Dauer:** 20 Min. **Alter:** Alter anpassen

Zutaten

- 100 g Karotte, Kürbis, Pastinake oder Zucchini
- 70 ml Wasser
- 1 TL Rapsöl

Zubereitung

1. Das ausgewählte Gemüse waschen, ggf. schälen und klein schneiden.
2. Das Gemüse mit dem Wasser in einen Topf geben und für **10 Minuten** bei niedriger Hitze köcheln lassen, bis es weich ist.
3. Das Rapsöl unterrühren und pürieren.
4. Ist der Brei zu fest, dann geben Sie ruhig noch etwas Wasser dazu.

Gemüse-Kartoffel-Brei

Portionen: 2 **Dauer:** 25 Min. **Alter:** Alter anpassen

Zutaten

- 100 g Gemüse nach Belieben
- 50 g Kartoffel
- 100 ml Wasser
- 2 EL Fruchtsaft frisch gepresst o. Direktsaft
- 1 EL Rapsöl

Zubereitung

1. Das Gemüse waschen, ggf. schälen und klein schneiden.
2. Das Gemüse mit dem Wasser in einen Topf geben und für **10 Minuten** bei niedriger Hitze köcheln lassen, bis alles weich ist.
3. Den Saft und das Rapsöl unterrühren und pürieren.
4. Ist der Brei zu fest, dann geben Sie ruhig noch etwas Wasser dazu.

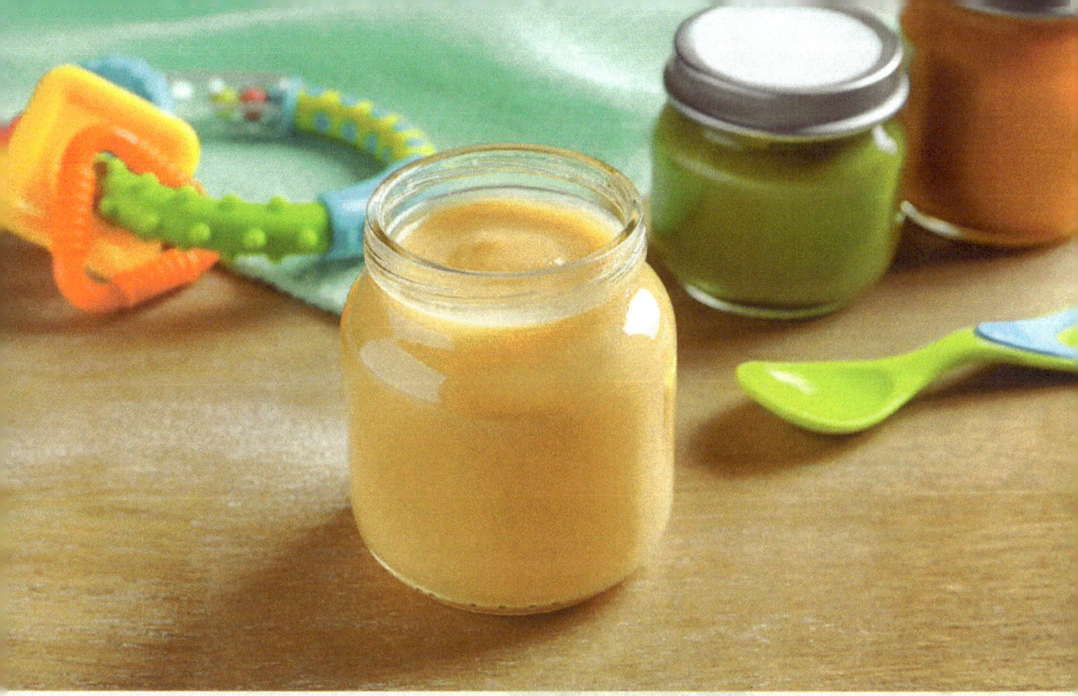

Portionen: 2 **Dauer:** 20 Min. **Alter:** Alter anpassen

Gemüse-Kartoffel-Fleisch-Brei

Zutaten

- 100 g Gemüse nach Belieben
- 50 g Kartoffel
- 30 g mageres Fleisch Kalb, Rind o. Lamm
- 100 ml Wasser
- 2 EL Fruchtsaft frisch gepresst o. Direktsaft
- 1 EL Rapsöl

Zubereitung

1. Das Gemüse waschen, ggf. schälen und klein schneiden.
2. Das Fleisch ebenfalls waschen und klein schneiden.
3. Das Gemüse und das Fleisch mit dem Wasser in einen Topf geben und für **12 Minuten** bei niedriger Hitze köcheln lassen, bis alles weich ist.
4. Den Saft und das Rapsöl unterrühren und pürieren.
5. Ist der Brei zu fest, dann geben Sie ruhig noch etwas Wasser dazu.

Gemüse-Getreide-Brei

Portionen: 2 **Dauer:** 15 Min. **Alter:** Alter anpassen

Zutaten

- 100 g Gemüse nach Belieben
- 15 g Getreideflocken
- 100 ml Wasser
- 2 EL Fruchtsaft frisch gepresst o. Direktsaft
- 1 EL Rapsöl

Zubereitung

1. Das Gemüse waschen, ggf. schälen und klein schneiden.
2. Das Gemüse mit dem Wasser in einen Topf geben und für 10 Minuten bei niedriger Hitze köcheln lassen, bis alles weich ist.
3. Den Saft und das Rapsöl unterrühren und pürieren.
4. Die Hirseflocken unterrühren und für **2 Minuten** quellen lassen.
5. Ist der Brei zu fest, dann geben Sie ruhig noch etwas Wasser dazu.

Halbmilch-Getreide-Brei

Portionen: 2 **Dauer:** 20 Min. **Alter:** Alter anpassen

Zutaten

- 25 g Dinkelgrießpulver, Weizenvollkorngrieß-pulver, Hirsepulver o. Haferpulver
- 100 ml Vollmilch 3,5 % Fett
- 100 ml Wasser
- 2 EL Fruchtsaft frisch gepresst o. Direktsaft

Zubereitung

1. Die Milch und das Wasser in einen Topf geben und aufkochen lassen.
2. Die Flüssigkeit etwas abkühlen lassen und anschließend das Getreide einrühren und für **2 Minuten** quellen lassen.
3. Den Fruchtsaft unterrühren.
4. Ist der Brei zu fest, dann geben Sie ruhig noch etwas Wasser dazu.

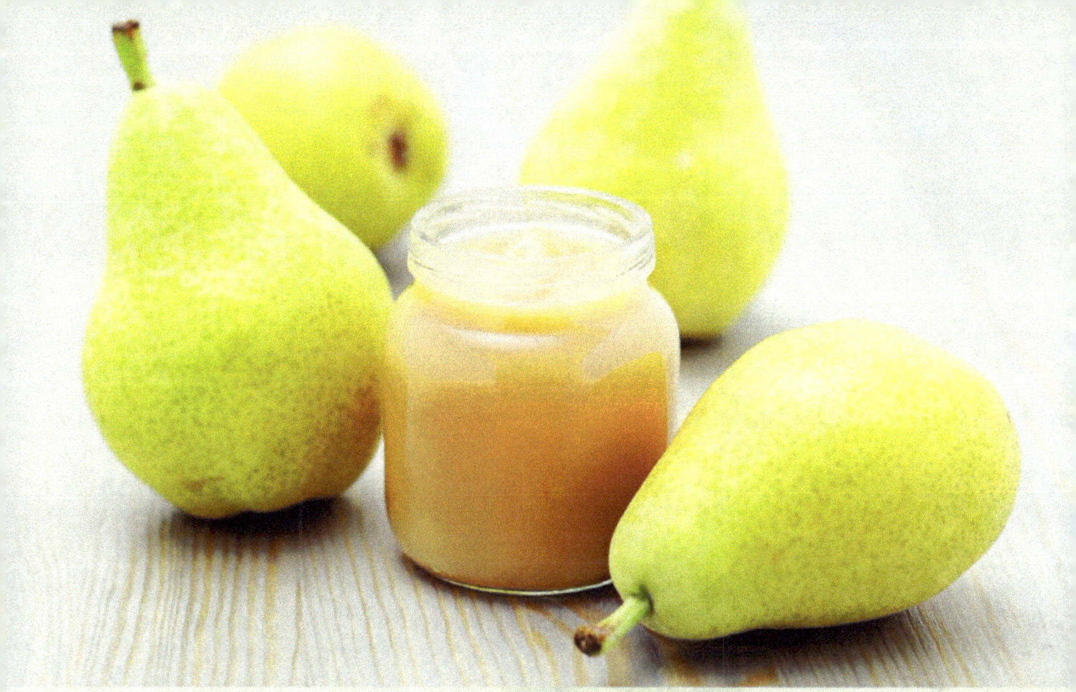

Portionen: 2 **Dauer:** 25 Min. **Alter:** Alter anpassen

Obst-Getreide-Brei

Zutaten

- 100 g frisches Saisonobst
- 15 g Vollkorngrieß, Hirseflocken, Haferflocken o. ungesüßter Zwieback
- 100 ml Wasser
- 1 TL Rapsöl

Zubereitung

1. Das Obst waschen, ggf. schälen und entkernen und klein schneiden.

2. Das Obst mit dem Wasser in einen Topf geben und für **5 Minuten** köcheln lassen, bis alles weich ist.

3. Das Rapsöl unterrühren und pürieren.

4. Wenn der Brei ein wenig abgekühlt ist, dass Getreide unterrühren und für **2 Minuten** quellen lassen.

5. Ist der Brei zu fest, dann geben Sie ruhig noch etwas Wasser dazu

5/6 Monat

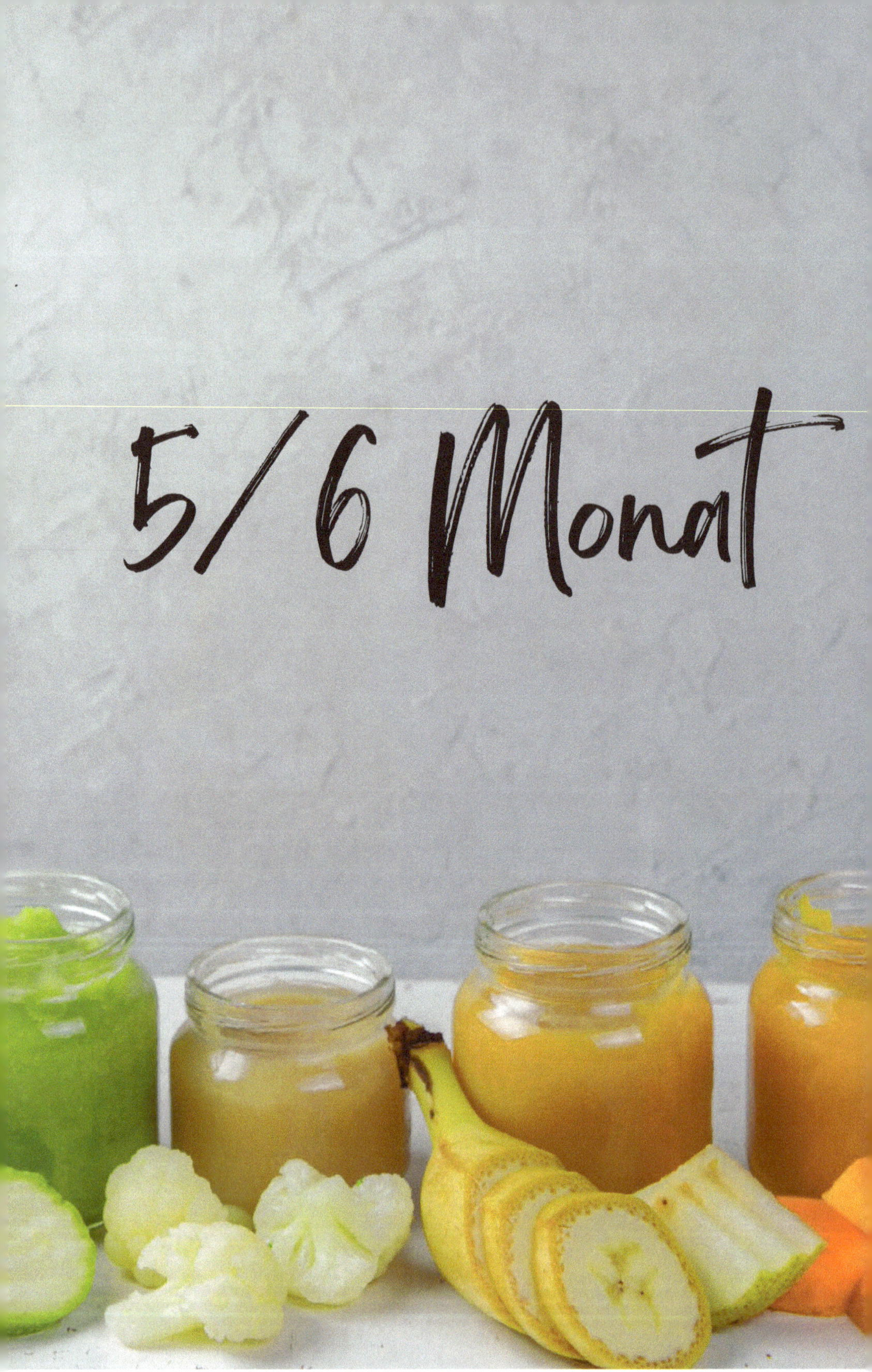

Pastinaken

Portionen: 2 **Dauer:** 20 Min. **Alter:** 5/6 Monate

Zutaten

- 100 g Pastinaken
- 100 ml Wasser
- 2TL Rapsöl

Zubereitung

1. Die Pastinaken waschen, schälen und klein schneiden.
2. Die Pastinaken mit dem Wasser in einen Topf geben und für **10 Minuten** bei niedriger Hitze köcheln lassen, bis alles weich ist.
3. Das Rapsöl unterrühren und pürieren.
4. Ist der Brei zu fest, dann geben Sie ruhig noch etwas Wasser dazu.

Zucchini

Portionen: 2 **Dauer:** 15 Min. **Alter:** 5/6 Monate

Zutaten

- 100 g Zucchini
- 30ml Wasser
- 1TL Rapsöl

Zubereitung

1. Die Zucchini waschen und klein schneiden.
2. Die Zucchini und das Wasser in einen Topf geben und bei niedriger Hitze für **6 Minuten** köcheln lassen, bis alles weich ist.
3. Das Rapsöl unterrühren und pürieren.
4. Ist der Brei zu fest, dann geben Sie ruhig noch etwas Wasser dazu.

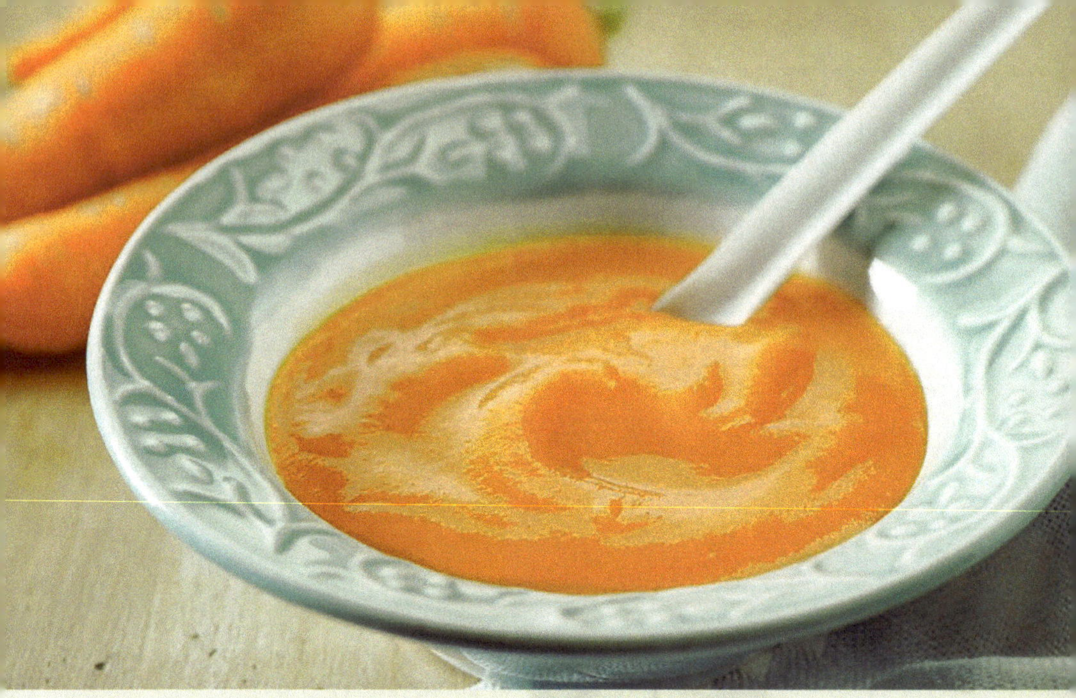

Portionen: 2 **Dauer:** 20 Min. **Alter:** 5/6 Monate

Karotten

Zutaten

- 100 g Karotten
- 100 ml Wasser
- 2 TL Rapsöl

Zubereitung

1. Die Karotten waschen, schälen und klein schneiden.
2. Die Karotten mit dem Wasser in einen Topf geben und bei niedriger Hitze für **10 Minuten** köcheln lassen, bis alles weich ist.
3. Das Rapsöl unterrühren und pürieren.
4. Ist der Brei zu fest, dann geben Sie ruhig noch etwas Wasser dazu.

Pastinaken-Kalbfleisch

Portionen: 2 **Dauer:** 25 Min. **Alter:** 5/6 Monate

Zutaten

- 100 g Pastinaken
- 50 g Kartoffel
- 30 g Kalbsfilet
- 60 ml Wasser
- 2 EL Apfelsaft
- 1 EL Rapsöl

Zubereitung

1. Die Pastinaken und die Kartoffeln waschen, schälen und würfeln.
2. Das Fleisch waschen und ebenfalls würfeln.
3. Das Gemüse und das Fleisch mit dem Wasser in einem Topf erhitzen und für **10 Minuten** köcheln lassen, bis das Gemüse gar ist.
4. Den Apfelsaft und das Rapsöl mit zum Kochwasser geben und alles pürieren, bis eine cremige Masse entsteht.
5. Ist der Brei zu fest, dann geben Sie ruhig noch etwas Wasser dazu.

Pastinaken-Reis-Hähnchen

Portionen: 2 **Dauer:** 25 Min. **Alter:** 5/6 Monate

Zutaten

- 100 g Pastinaken
- 50 g Reis
- 30 g Bio Hähnchenbrust
- 60 ml Wasser
- 2 EL Apfelsaft
- 1 EL Rapsöl

Zubereitung

1. Die Pastinaken waschen, schälen und würfeln. Das Fleisch waschen und ebenfalls würfeln.
2. Die Pastinaken und das Fleisch mit dem Wasser in einem Topf erhitzen und für **8 Minuten** köcheln lassen, bis das Gemüse gar ist.
3. Den Reis in den Topf geben und noch für weitere **5 Minuten** köcheln lassen.
4. Den Apfelsaft und das Rapsöl mit zum Kochwasser geben und alles pürieren, bis eine cremige Masse entsteht.
5. Ist der Brei zu fest, dann geben Sie ruhig noch etwas Wasser dazu.

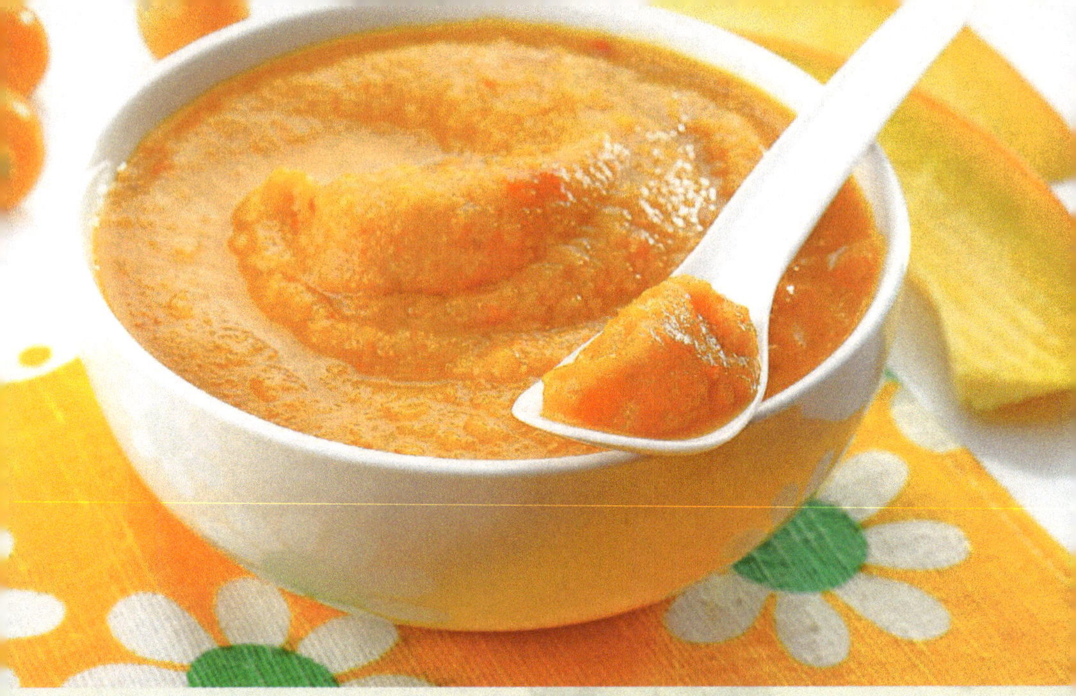

Portionen: 2 **Dauer:** 25 Min. **Alter:** 5/6 Monate

Kürbis-Pute

Zutaten

- 100 g Kürbis
- 50 g Kartoffeln
- 30 g Putenschnitzel
- 60 ml Wasser
- 3 EL Orangensaft
- 1 EL Rapsöl

Zubereitung

1. Den Kürbis und die Kartoffeln waschen, schälen und klein schneiden.

2. Das Fleisch ebenfalls waschen und klein schneiden.

3. Das Gemüse und das Fleisch mit dem Wasser in einem Topf erhitzen und für **13 Minuten** köcheln lassen, bis das Gemüse gar ist.

4. Den Orangensaft und das Rapsöl mit in den Topf geben und alles pürieren.

5. Ist der Brei zu fest, dann geben Sie ruhig noch etwas Wasser dazu.

Zucchini-Lachs

Portionen: 2 **Dauer:** 25 Min. **Alter:** 5/6 Monate

Zutaten

- 100 g Zucchini
- 50 g Süßkartoffeln
- 30 g Lachsfilet
- 70 ml Wasser
- 1/4 Birne
- 1 EL Rapsöl

Zubereitung

1. Die Zucchini und den Lachs waschen und klein schneiden.

2. Die Süßkartoffeln waschen, schälen und ebenfalls klein schneiden.

3. Die Birne waschen und fein reiben.

4. Das Gemüse und den Fisch mit dem Wasser in einem Topf erhitzen und für **11 Minuten** köcheln lassen, bis das Gemüse gar ist.

5. Die Birne in den Topf geben und für weitere **2 Minuten** köcheln lassen. Das Rapsöl hinzugeben und alles pürieren.

6. Ist der Brei zu fest, dann geben Sie ruhig noch etwas Wasser dazu.

Kürbis-Birne

Portionen: 2 **Dauer:** 10 Min. **Alter:** 5/6 Monate

Zutaten

- 100 g Kürbis
- 50 g Kartoffeln
- 10 g Hirseflocken
- 70 ml Wasser
- 1/2 Birne
- 1 EL Rapsöl

Zubereitung

1. Die Kartoffeln waschen, schälen und klein schneiden. Den Kürbis waschen und ebenfalls klein schneiden.

2. Das Gemüse mit dem Wasser in einem Topf erhitzen und für **6 Minuten** köcheln lassen, bis das Gemüse gar ist.

3. Die Birne waschen, entkernen und klein schneiden und mit in den Topf geben und für weitere **2 Minuten** mitdünsten lassen.

4. Ist das Gemüse und das Obst weich, können die Hirseflocken in den Topf gegeben werden und für **1 Minute** mit garen.

5. Das Rapsöl unterheben und alles pürieren.

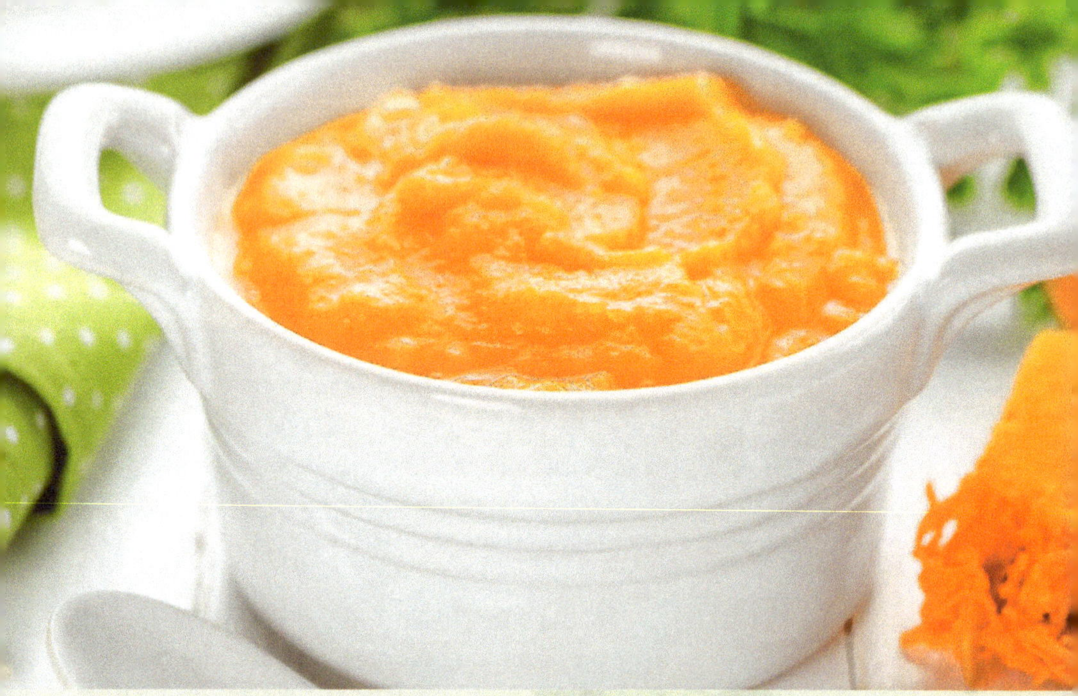

Portionen: 2 **Dauer:** 25 Min. **Alter:** 5/6 Monate

Kürbis-Süßkartoffel

Zutaten

- 50 g Kürbis
- 50 g Kartoffeln
- 50 g Süßkartoffeln
- 60 ml Wasser
- 2 EL Fruchtsaft
- 1 EL feine Haferflocken
- 1 EL Rapsöl

Zubereitung

1. Den Kürbis waschen und klein schneiden.
2. Die Kartoffeln und die Süßkartoffeln waschen, schälen und ebenfalls klein schneiden.
3. Das Gemüse mit dem Wasser in einem Topf erhitzen und für **11 Minuten** köcheln lassen, bis das Gemüse weich ist.
4. Die Haferflocken dazugeben und bei ausgeschalteter Herdplatte für **2 Minuten** quellen lassen.
5. Den Fruchtsaft und das Rapsöl unterheben und alles pürieren.
6. Ist der Brei zu fest, dann geben Sie ruhig noch etwas Wasser dazu

Karotten-Pastinake

Portionen: 2 **Dauer:** 25 Min. **Alter:** 5/6 Monate

Zutaten

- 70 g Karotten
- 50 g Kartoffeln
- 30 g Pastinaken
- 10 g Hirseflocken
- 70 ml Wasser
- 3 EL Fruchtsaft
- 1 EL Rapsöl

Zubereitung

1. Das Gemüse waschen, schälen und klein schneiden.
2. Das Gemüse mit dem Wasser in einem Topf erhitzen und für **10 Minuten** mit geschlossenem Deckel köcheln lassen, bis das Gemüse weich ist.
3. Die Hirseflocken dazugeben und für weitere **5 Minuten** köcheln lassen.
4. Den Saft und das Rapsöl unterheben und alles pürieren.
5. Ist der Brei zu fest, dann geben Sie ruhig noch etwas Wasser dazu

Zucchini-Avocado

Portionen: 2 **Dauer:** 20 Min. **Alter:** 5/6 Monate

Zutaten

- 100 g Zucchini
- 25 g Reis
- 60 ml Wasser
- 1/4 Avocado
- 3 EL Apfelsaft
- 1 EL Hirseflocken

Zubereitung

1. Die Zucchini waschen und klein schneiden.
2. Die Zucchini mit dem Wasser in einem Topf erhitzen und für **7 Minuten** köcheln lassen.
3. Den Reis und die Hirseflocken dazugeben und für weitere **5 Minuten** köcheln lassen.
4. Das Fruchtfleisch der Avocado von der Schale lösen und mit dem Apfelsaft in den Topf geben und alles pürieren.
5. Ist der Brei zu fest, dann geben Sie ruhig noch etwas Wasser dazu.

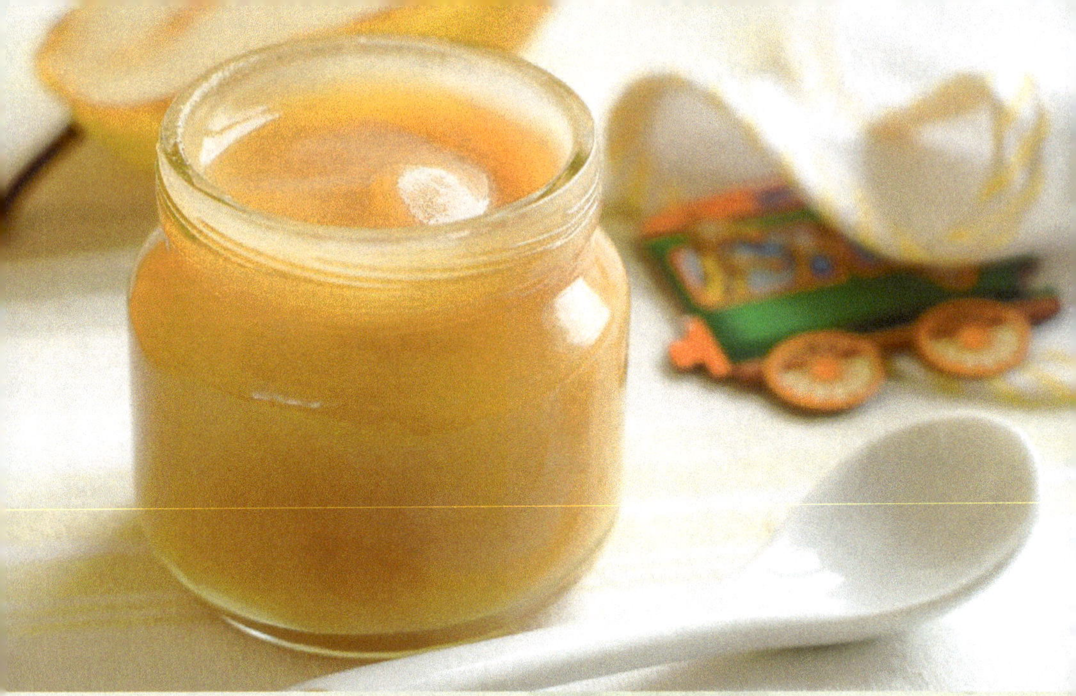

Portionen: 2 **Dauer:** 15 Min. **Alter:** 5/6 Monate

Apfelmus

Zutaten

- 100 g Apfel
- 30 ml Wasser

Zubereitung

1. Den Apfel waschen, schälen und klein schneiden.
2. Die Apfelstücke mit dem Wasser in einen Topf geben und für **5 Minuten** bei niedriger Hitze weich kochen und anschließend pürieren.
3. Ist der Brei zu fest, dann geben Sie ruhig noch etwas Wasser dazu

Zucchini-Kartoffel

Portionen: 2 **Dauer:** 25 Min. **Alter:** 5/6 Monate

Zutaten

- 100 g Zucchini
- 50 g Kartoffeln
- 10 g feine Haferflocken
- 60 ml Wasser
- 2 EL Fruchtsaft
- 1 EL Rapsöl

Zubereitung

1. Die Zucchini waschen und klein schneiden.
2. Die Kartoffeln waschen, schälen und ebenfalls klein schneiden.
3. Das Gemüse mit dem Wasser in einem Topf erhitzen und für **10 Minuten** köcheln lassen.
4. Die Haferflocken unterheben und für weitere **5 Minuten** mit garen lassen.
5. Den Saft und das Rapsöl unterrühren und alles pürieren.
6. Ist der Brei zu fest, dann geben Sie ruhig noch etwas Wasser dazu.

Bananen-Brombeer-Mus

Portionen: 2 **Dauer:** 15 Min. **Alter:** 5/6 Monate

Zutaten

- 100 g Brombeeren
- 1/2 Banane
- 30 ml Wasser

Zubereitung

1. Die Brombeeren waschen und mit dem Wasser in einen Topf geben und bei niedriger Hitze für **7 Minuten** köcheln lassen.
2. Die Banane schälen, klein schneiden und zu den Brombeeren geben, anschließend alles pürieren.
3. Ist der Brei zu fest, dann geben Sie ruhig noch etwas Wasser dazu.

7/8 Monat

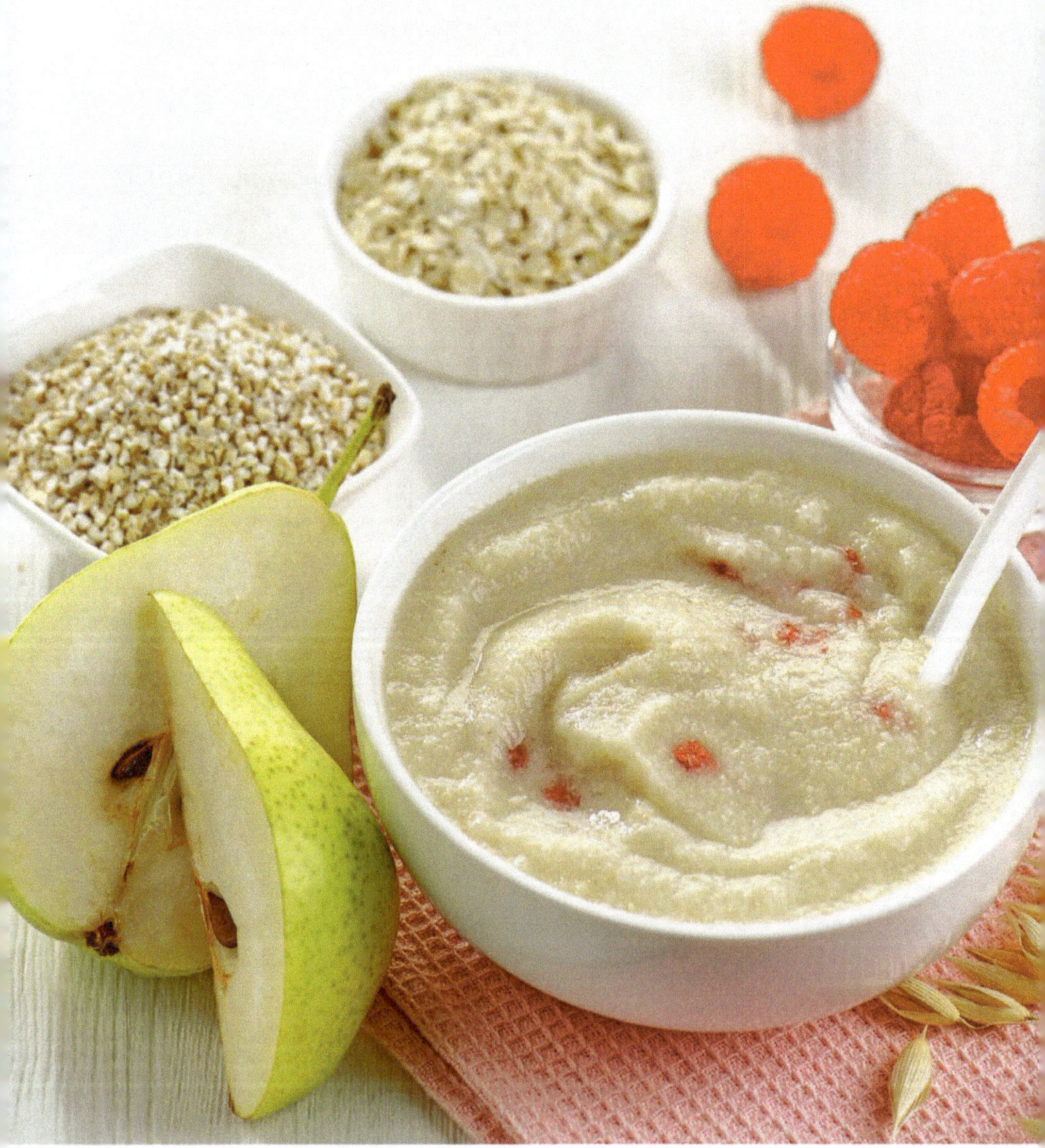

Karotten-Fenchel

Portionen: 2 **Dauer:** 20 Min. **Alter:** 7/8 Monate

Zutaten

- 50 g Karotten
- 50 g Fenchel
- 50 g Kartoffeln
- 10 g Hirseflocken
- 70 ml Wasser
- 1 EL Orangensaft
- 1 EL Rapsöl

Zubereitung

1. Den Fenchel waschen und klein schneiden.
2. Die Karotten und die Kartoffeln waschen, schälen und ebenfalls klein schneiden.
3. Das Gemüse mit dem Wasser in einem Topf erhitzen und für **10 Minuten** bei geschlossenem Deckel köcheln lassen.
4. Die Hirseflocken dazugeben und bei ausgeschalteter Herdplatte für **2 Minuten** mit garen lassen.
5. Den Saft und das Rapsöl unterheben und alles pürieren.
6. Ist der Brei zu fest, dann geben Sie ruhig noch etwas Wasser dazu.

Sellerie-Pute

Portionen: 2 **Dauer:** 10 Min. **Alter:** 7/8 Monate

Zutaten

- 100 g Knollensellerie
- 50 g Kartoffeln
- 30 g Putenbrust
- 70 ml Wasser
- 1/4 Apfel
- 1 EL Rapsöl

Zubereitung

1. Den Sellerie und die Kartoffeln waschen, schälen und klein schneiden.
2. Die Putenbrust waschen und klein schneiden.
3. Das Gemüse und das Fleisch mit dem Wasser in einen Topf geben und für **10 Minuten** köcheln lassen.
4. Den Apfel waschen, entkernen und klein schneiden.
5. Den Apfel in den Topf geben und für **2 Minuten** mit köcheln lassen.
6. Das Rapsöl unterrühren und pürieren.

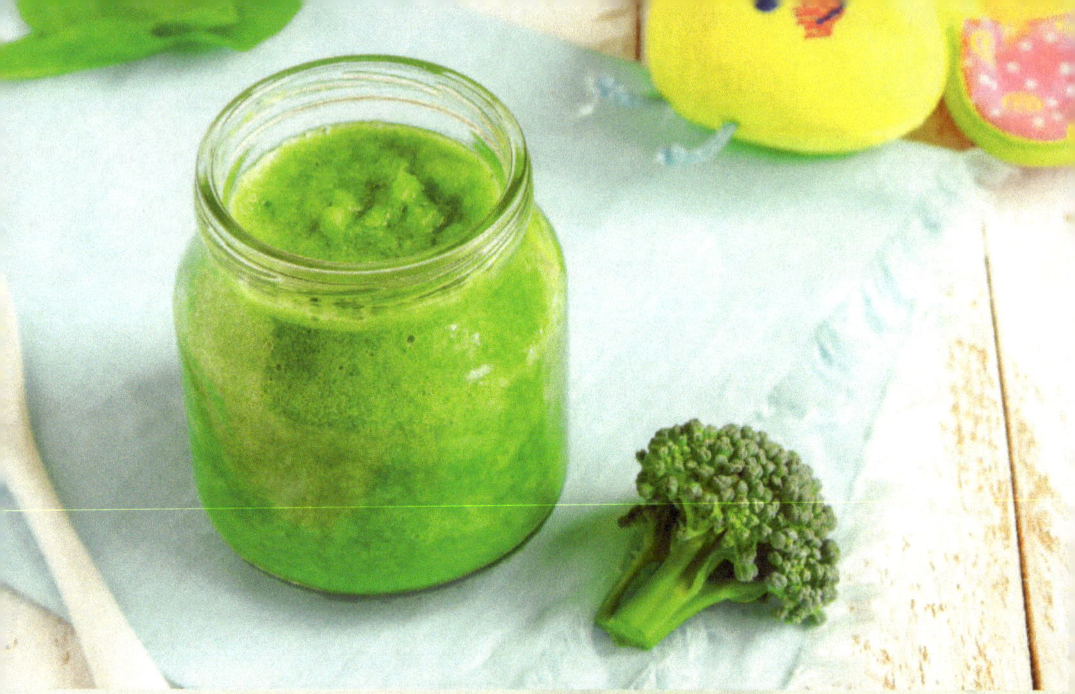

Portionen: 2 **Dauer:** 20 Min. **Alter:** 7/8 Monate

Brokkoli-Hähnchen

Zutaten

- 50 g Brokkoli
- 50 g Kartoffeln
- 50 g Mais (TK)
- 30 g Hähnchenbrust
- 60 ml Wasser
- 2 EL Fruchtsaft
- 1 EL Rapsöl

Zubereitung

1. Den Brokkoli waschen und die Röschen abschneiden.

2. Die Kartoffeln waschen, schälen und klein schneiden.

3. Die Hähnchenbrust ebenfalls waschen und klein schneiden.

4. Die Kartoffeln und das Hähnchen mit dem Wasser in einen Topf geben und aufkochen lassen, anschließend bei niedriger Hitze, mit geschlossenem Deckel **5 Minuten** köcheln lassen.

5. Den Brokkoli dazugeben und für weitere **5 Minuten** köcheln lassen.

6. Den Mais dazugeben und noch einmal **5 Minuten** köcheln lassen, bis das Gemüse weich ist.

7. Den Saft und das Rapsöl unterrühren und pürieren.

Zucchini-Sellerie-Hähnchen

Portionen: 2 **Dauer:** 20 Min. **Alter:** 7/8 Monate

Zutaten

- 50 g Zucchini
- 50 g Staudensellerie
- 50 g Kartoffeln
- 30 g Hähnchenbrust
- 60 ml Wasser
- 3 EL Apfelsaft
- 1 EL Rapsöl

Zubereitung

1. Die Zucchini waschen und klein schneiden.

2. Den Sellerie und die Kartoffeln waschen, schälen und klein schneiden.

3. Die Hähnchenbrust ebenfalls waschen und klein schneiden.

4. Das Gemüse und das Fleisch mit dem Wasser in einen Topf geben und aufkochen lassen, anschließend bei niedriger Hitze für **12 Minuten** köcheln lassen.

5. Den Saft und das Rapsöl unterrühren und pürieren.

Brokkoli-Fenchel-Pute

Portionen: 2 **Dauer:** 10 Min. **Alter:** 7/8 Monate

Zutaten

- 50 g Brokkoli
- 50 g Fenchel
- 30 g Putenschitzel
- 25 g Reis
- 60 ml Wasser
- 3 EL Fruchtsaft
- 1 EL Rapsöl

Zubereitung

1. Den Reis nach Packungsangabe kochen.

2. Den Fenchel und den Brokkoli waschen und klein schneiden.

3. Das Putenschnitzel ebenfalls waschen und klein schneiden.

4. Das Gemüse und das Fleisch mit dem Wasser in einen Topf geben und aufkochen lassen, anschließend bei niedriger Hitze für **10 Minuten** köcheln lassen.

5. Den gekochten Reis dazugeben und für weitere **5 Minuten** köcheln lassen.

6. Den Saft und das Rapsöl unterrühren und pürieren.

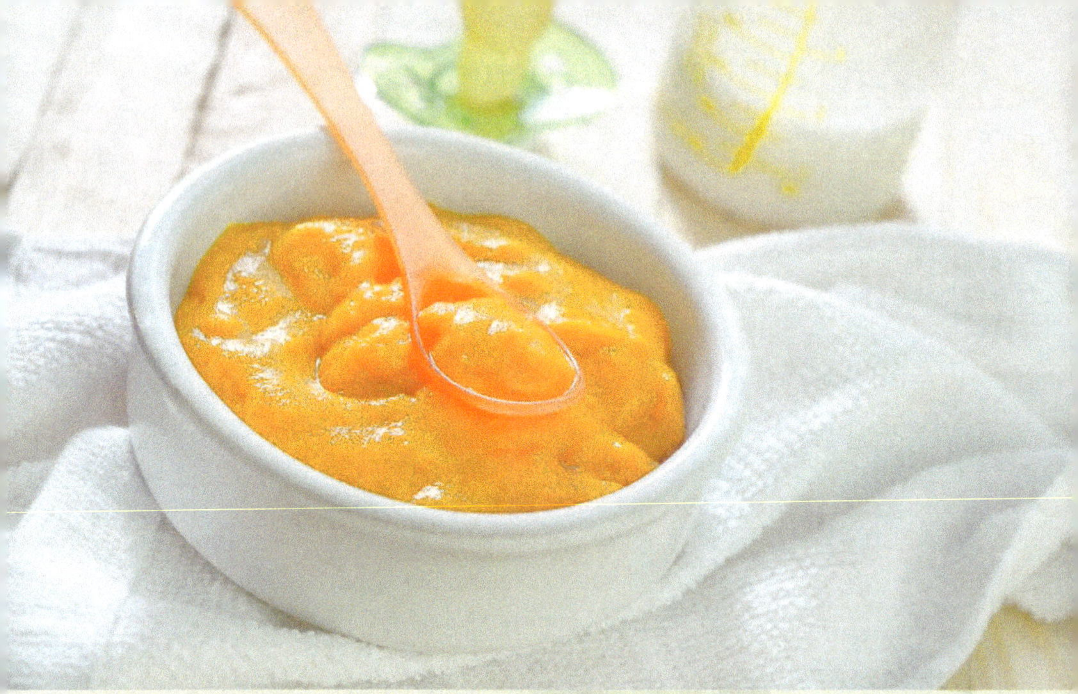

Portionen: 2 **Dauer:** 20 Min. **Alter:** 7/8 Monate

Karotten-Nudeln-Hackfleisch

Zutaten

- 100 g Karotten
- 30 g Rinderhackfleisch
- 25 g Vollkornnudeln
- 50 ml Wasser
- 3 EL Fruchtsaft
- 1 EL Rapsöl

Zubereitung

1. Die Nudeln nach Packungsangabe kochen.
2. Die Karotten waschen, schälen und klein schneiden.
3. Das Öl in einen Topf geben und das Fleisch darin andünsten. Das Fleisch nicht scharf anbraten!
4. Die Karotten mit dem Wasser in den Topf geben und mit geschlossenem Deckel für **10 Minuten** köcheln lassen.
5. Die Nudeln dazugeben und für weitere **5 Minuten** köcheln lassen.
6. Den Saft unterrühren und pürieren.
7. Ist der Brei zu fest, dann geben Sie ruhig noch etwas Wasser dazu

Pastinake-Fenchel-Hähnchen

Portionen: 2 **Dauer:** 20 Min. **Alter:** 7/8 Monate

Zutaten

- 50 g Pastinaken
- 50 g Fenchel
- 50 g Kartoffeln
- 30 g Hähnchenbrust
- 60 ml Wasser
- 1/4 Apfel
- 1 EL Rapsöl

Zubereitung

1. Den Fenchel und die Hähnchenbrust waschen und klein schneiden.
2. Die Pastinaken und die Kartoffeln waschen, schälen und klein schneiden.
3. Das Gemüse und das Fleisch mit dem Wasser in einen Topf geben und zum Kochen bringen, anschließend bei niedriger Hitze für **10 Minuten** köcheln lassen.
4. Den Apfel waschen und klein schneiden und für **5 Minuten** mit köcheln lassen.
5. Das Rapsöl unterrühren und pürieren.

Karotten-Kohlrabi-Seelachs

Portionen: 2 **Dauer:** 10 Min. **Alter:** 7/8 Monate

Zutaten

- 50 g Karotten
- 50 g Kohlrabi
- 50 g Seelachsfilet
- 25 g Reis
- 60 ml Wasser
- 2 EL Fruchtsaft
- 1 EL Rapsöl

Zubereitung

1. Den Reis nach Packungsangabe kochen.
2. Die Karotten und den Kohlrabi waschen, schälen und klein schneiden.
3. Das Seelachsfilet ebenfalls waschen und klein schneiden.
4. Das Gemüse mit dem Wasser in einen Topf geben und **6 Minuten** bei niedriger Hitze köcheln lassen.
5. Den Fisch dazugeben und für weitere **5 Minuten** köcheln lassen, bis das Gemüse weich ist. Den Reis dazugeben und noch einmal **2 Minuten** leicht köcheln lassen.
6. Den Saft und das Rapsöl unterrühren und pürieren.

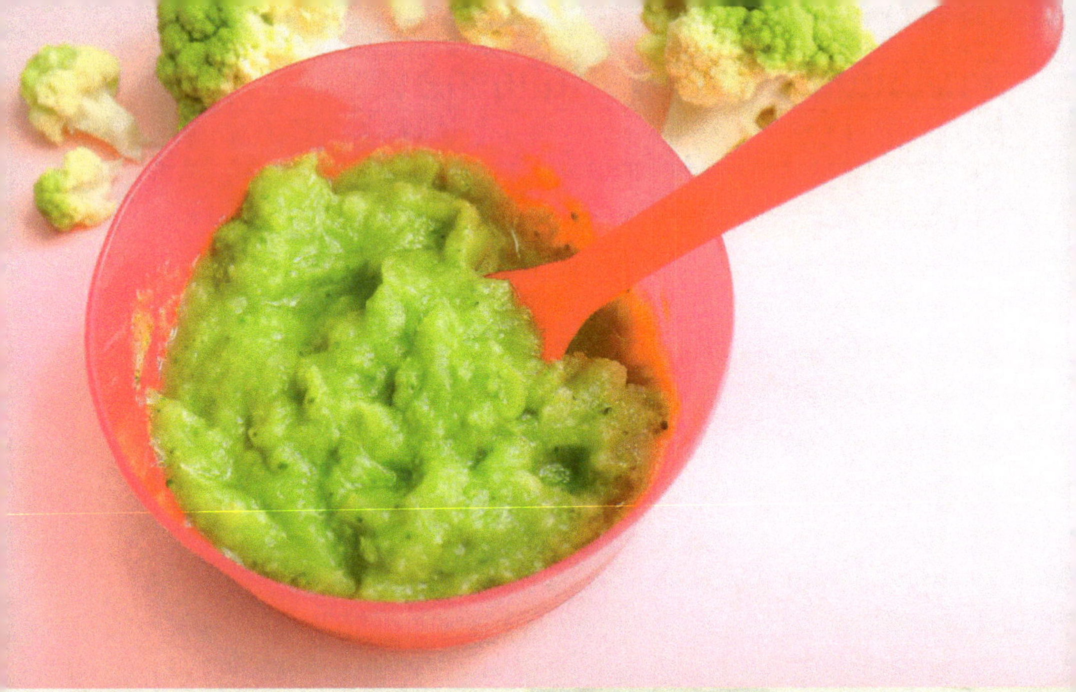

Portionen: 2 **Dauer:** 20 Min. **Alter:** 7/8 Monate

Brokkoli-Seelachs

Zutaten

- 100 g Brokkoli
- 50 g Kartoffeln
- 30 g Seelachsfilet
- 60 ml Wasser
- 3 EL Orangensaft
- 1 EL Rapsöl

Zubereitung

1. Den Brokkoli waschen und in Röschen zerteilen.
2. Die Kartoffeln waschen, schälen und klein schneiden.
3. Den Fisch ebenfalls waschen und klein schneiden.
4. Das Gemüse und den Fisch mit dem Wasser in einen Topf geben und mit geschlossenem Deckel für **12 Minuten** köcheln lassen.
5. Den Saft und das Rapsöl unterrühren und pürieren.
6. Ist der Brei zu fest, dann geben Sie ruhig noch etwas Wasser dazu

Brokkoli-Nudeln-Lachs

Portionen: 2 **Dauer:** 20 Min. **Alter:** 7/8 Monate

Zutaten

- 100 g Brokkoli
- 30 g Lachsfilet
- 25 g Vollkornnudeln
- 60 ml Wasser
- 2 EL Fruchtsaft
- 1 EL Rapsöl

Zubereitung

1. Die Nudeln nach Packungsangabe kochen.
2. Den Brokkoli waschen und in Röschen zerteilen.
3. Den Lachs ebenfalls waschen und klein schneiden.
4. Das Gemüse und den Fisch mit dem Wasser in einen Topf geben und mit geschlossenem Deckel für **10 Minuten** köcheln lassen.
5. Die gekochten Nudeln dazu geben und für weitere **2 Minuten** köcheln lassen.
6. Den Saft und das Rapsöl unterrühren und pürieren.

Süßkartoffel-Blumenkohl

Portionen: 2 **Dauer:** 10 Min. **Alter:** 7/8 Monate

Zutaten

- 50 g Süßkartoffeln
- 50 g Blumenkohl
- 50 g Kartoffeln
- 10 g Dinkelflocken
- 70 ml Wasser
- 1 EL Rapsöl

Zubereitung

1. Die Süßkartoffeln und die Kartoffeln waschen, schälen und klein schneiden.
2. Den Blumenkohl waschen und klein schneiden.
3. Das Gemüse mit dem Wasser in einen Topf geben und mit geschlossenem Deckel für **12 Minuten** köcheln lassen.
4. Die Dinkelflocken dazugeben und für weitere **2 Minuten** köcheln lassen.
5. Das Rapsöl unterrühren und pürieren.
6. Ist der Brei zu fest, dann geben Sie ruhig noch etwas Wasser dazu

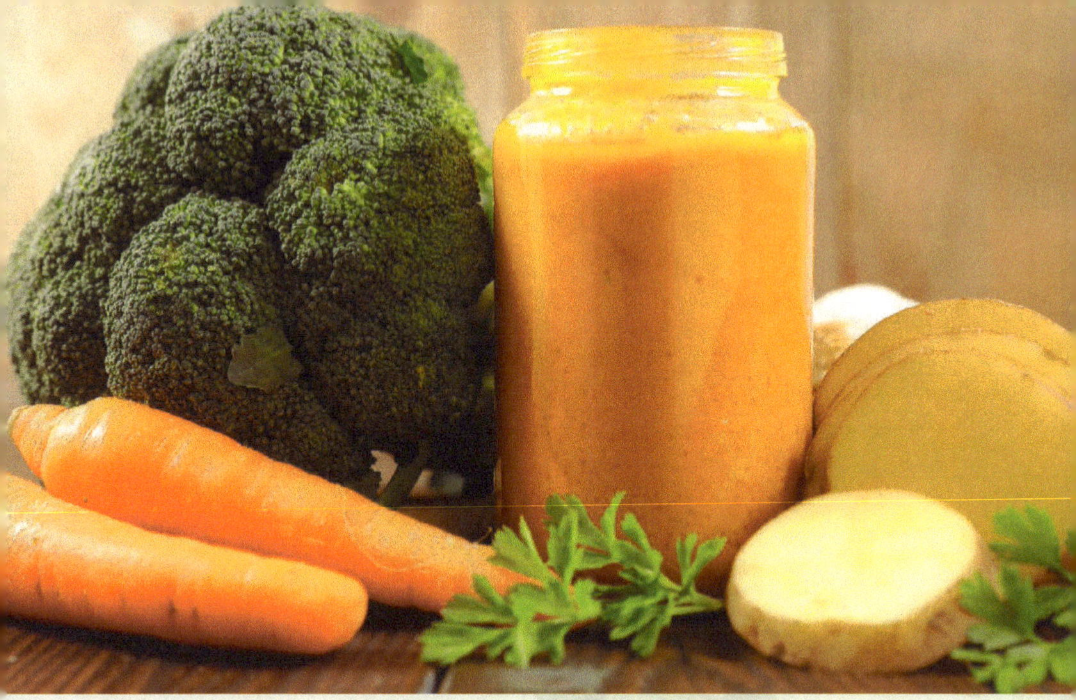

Portionen: 2 **Dauer:** 20 Min. **Alter:** 7/8 Monate

Suppengemüse

Zutaten

- 100 g Suppengemüse
- 50 g Kartoffeln
- 70 ml Wasser
- 1 EL Haferflocken
- 2 EL Apfelsaft
- 1 EL Rapsöl

Zubereitung

1. Das Gemüse waschen, schälen und klein schneiden.

2. Das Gemüse mit dem Wasser in einen Topf geben und aufkochen lassen, anschließend bei niedriger Hitze für **12 Minuten** köcheln lassen.

3. Den Herd ausstellen und die Haferflocken dazugeben und für weitere **2 Minuten** quellen lassen.

4. Den Saft und das Rapsöl unterrühren und pürieren.

5. Ist der Brei zu fest, dann geben Sie ruhig noch etwas Wasser dazu.

Blumenkohl-Kartoffel

Portionen: 2 **Dauer:** 20 Min. **Alter:** 7/8 Monate

Zutaten

- 100 g Blumenkohl
- 50 g Kartoffeln
- 70 ml Wasser
- 2 EL Fruchtsaft
- 1 EL Haferflocken1
- EL Rapsöl

Zubereitung

1. Den Blumenkohl waschen und klein schneiden.
2. Die Kartoffeln waschen, schälen und klein schneiden.
3. Das Gemüse mit dem Wasser in einen Topf geben und mit geschlossenem Deckel für **12 Minuten** köcheln lassen, bis das Gemüse weich ist.
4. Die Haferflocken dazugeben und für weitere **2 Minuten** köcheln lassen.
5. Den Saft und das Rapsöl unterrühren und pürieren.

Karotten-Kohlrabi

Portionen: 2 **Dauer:** 10 Min. **Alter:** 7/8 Monate

Zutaten

- 50 g Karotten
- 50 g Kohlrabi
- 50 g Kartoffeln
- 10 g Dinkelflocken70
- ml Wasser
- 2 EL Apfelsaft
- 1 EL Rapsöl

Zubereitung

1. Das Gemüse waschen, schälen und klein schneiden.
2. Das Gemüse mit dem Wasser in elnen Topf geben und mlt geschlossenem Deckel für **12 Minuten** köcheln lassen, bis das Gemüse weich ist.
3. Die Dinkelflocken **2 Minuten** vor Ende der Garzeit dazugeben und quellen lassen.
4. Den Saft und das Rapsöl unterrühren und pürieren.
5. Ist der Brei zu fest, dann geben Sie ruhig noch etwas Wasser dazu

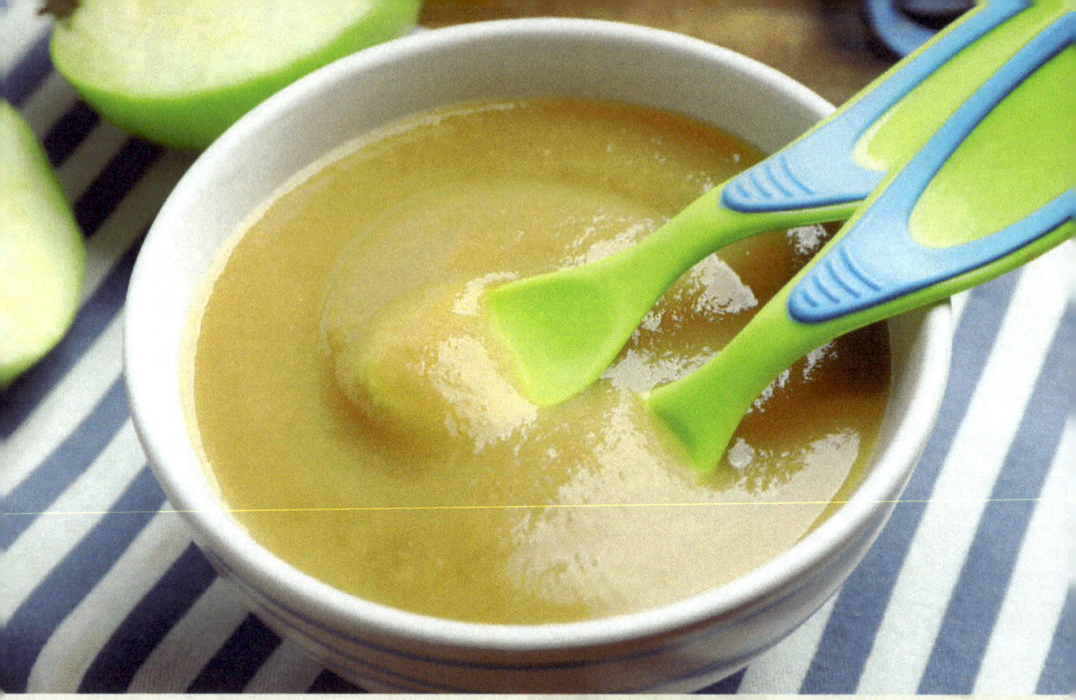

Portionen: 2 **Dauer:** 20 Min. **Alter:** 7/8 Monate

Apfelmus-Hirse

Zutaten

- 100 g Apfelmus
- 20 g Hirseflocken
- 100 ml Wasser
- 1 TL Rapsöl

Zubereitung

1. Das Wasser und die Hirseflocken in einen Topf geben und aufkochen lassen und vom Herd nehmen, anschließend die Flocken für **3 Minuten** quellen lassen.

2. Den Apfelmus und das Rapsöl unterheben.

Kürbis-Apfel

Portionen: 2 **Dauer:** 20 Min. **Alter:** 7/8 Monate

Zutaten

- 50 g Kürbis
- 50 g Apfel
- 20 g feine Dinkelflocken
- 125 ml Wasser
- 1 TL Rapsöl

Zubereitung

1. Den Kürbis und den Apfel waschen und klein schneiden.
2. Den Kürbis und den Apfel mit dem Wasser in einen Topf geben und für **9 Minuten** köcheln lassen, bis alles weich ist.
3. Die Dinkelflocken in den Topf geben und für **2 Minuten** quellen lassen.
4. Das Rapsöl unterheben und alles pürieren.
5. Ist der Brei zu fest, dann geben Sie ruhig noch etwas Wasser dazu.

Heidelbeere-Reisflocken

Portionen: 2 **Dauer:** 10 Min. **Alter:** 7/8 Monate

Zutaten

- 100 g Heidelbeeren
- 20 g Reisflocken
- 100 ml Wasser
- 1 TL Rapsöl

Zubereitung

1. Die Reisflocken mit dem Wasser in einen Topf geben und aufkochen lassen, die Hitze reduzieren und die Heidelbeeren für **2 Minuten** mit köcheln lassen.
2. Das Rapsöl unterrühren und pürieren.
3. Ist der Brei zu fest, dann geben Sie ruhig noch etwas Wasser dazu.

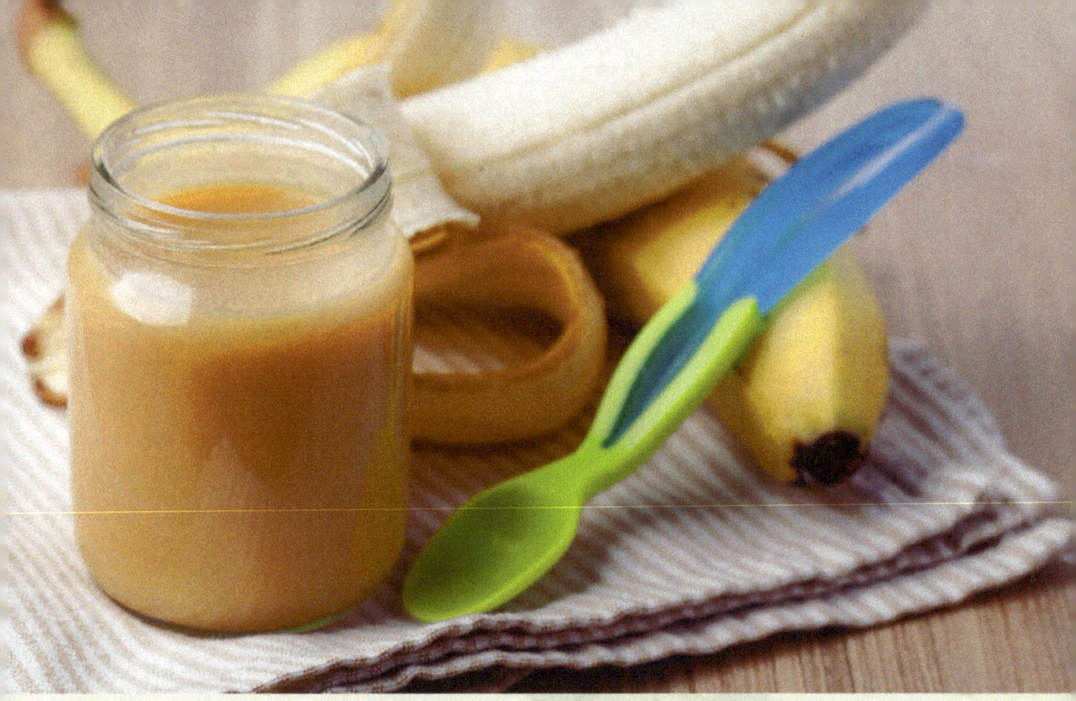

Portionen: 2 **Dauer:** 20 Min. **Alter:** 7/8 Monate

Banane-Aprikose

Zutaten

- 2 Aprikosen
- 1/2 Banane
- 20 g feine Haferflocken
- 100 ml Wasser
- 1 TL Rapsöl

Zubereitung

1. Die Aprikosen waschen, entkernen und etwas klein schneiden.
2. Die Aprikosen mit dem Wasser in einen Topf geben, aufkochen lassen und für **2 Minuten** bei niedriger Hitze köcheln lassen.
3. Die Haferflocken dazugeben, den Herd ausschalten und für **2 Minuten** quellen lassen.
4. Die Banane schälen und klein schneiden und mit dem Rapsöl in den Topf geben und alles pürieren.
5. Ist der Brei zu fest, dann geben Sie ruhig noch etwas Wasser dazu.

Banane-Mango-Dinkel

Portionen: 2 **Dauer:** 20 Min. **Alter:** 7/8 Monate

Zutaten

- 50 g Banane
- 50 g Mango
- 20 g feine Dinkelflocken
- 100 ml Wasser
- 1 TL Rapsöl

Zubereitung

1. Die Dinkelflocken mit dem Wasser in einen Topf geben und aufkochen lassen, bei niedriger Hitze 2 Minuten köcheln lassen, bis ein Brei entsteht.
2. Die Banane und die Mango schälen und in kleine Stücke schneiden.
3. Das Obst und das Rapsöl zum Brei geben und pürieren.
4. Ist der Brei zu fest, dann geben Sie ruhig noch etwas Wasser dazu.

Apfel-Birne-Grieß

Portionen: 2 **Dauer:** 10 Min. **Alter:** 7/8 Monate

Zutaten

- 50 g Apfel
- 50 g Birne
- 20 g Vollkorngrieß
- 100 ml Wasser
- 1 TL Rapsöl

Zubereitung

1. Den Apfel und die Birne waschen, ggf. schälen und mit einer Reibe fein reiben.
2. Das Wasser in einem Topf zum Kochen bringen und den Grieß einrühren, anschließend das Obst dazugeben und für **2 Minuten** bei niedriger Hitze köcheln lassen.
3. Das Rapsöl unterrühren und nach Bedarf pürieren.
4. Ist der Brei zu fest, dann geben Sie ruhig noch etwas Wasser dazu.

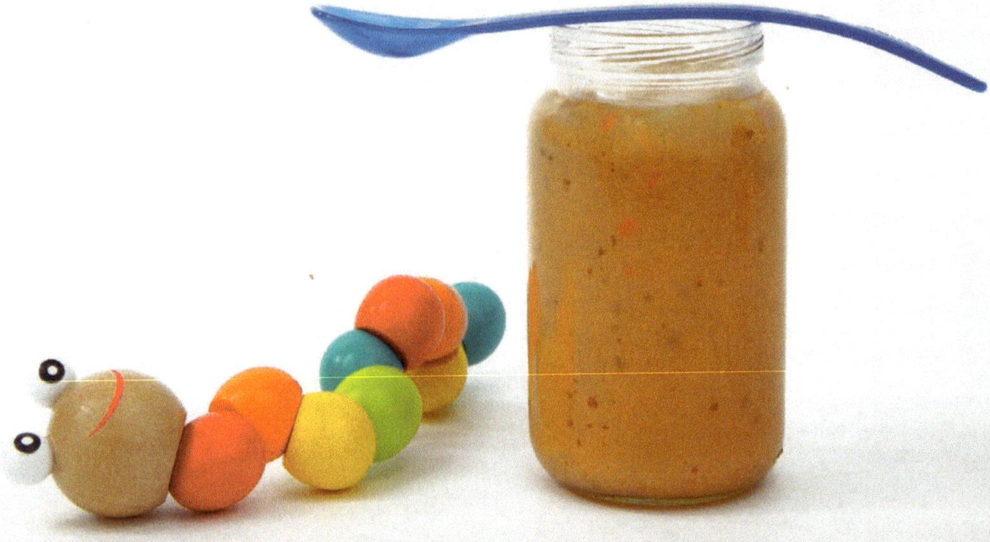

Portionen: 2 **Dauer:** 20 Min. **Alter:** 7/8 Monate

Apfel-Reisbrei

Zutaten

- ½ Apfel
- 20 g Reisflocken
- 100 ml Wasser
- 1 TL Rapsöl

Zubereitung

1. Die Reisflocken und das Wasser in einen Topf geben und aufkochen lassen, die Herdplatte ausstellen und die Reisflocken für **2 Minuten** quellen lassen.
2. Den Apfel waschen, ggf. schälen und mit einer Reibe fein reiben.
3. Das Obst und das Rapsöl unter den Brei rühren, bei Bedarf pürieren.
4. Ist der Brei zu fest, dann geben Sie ruhig noch etwas Wasser dazu

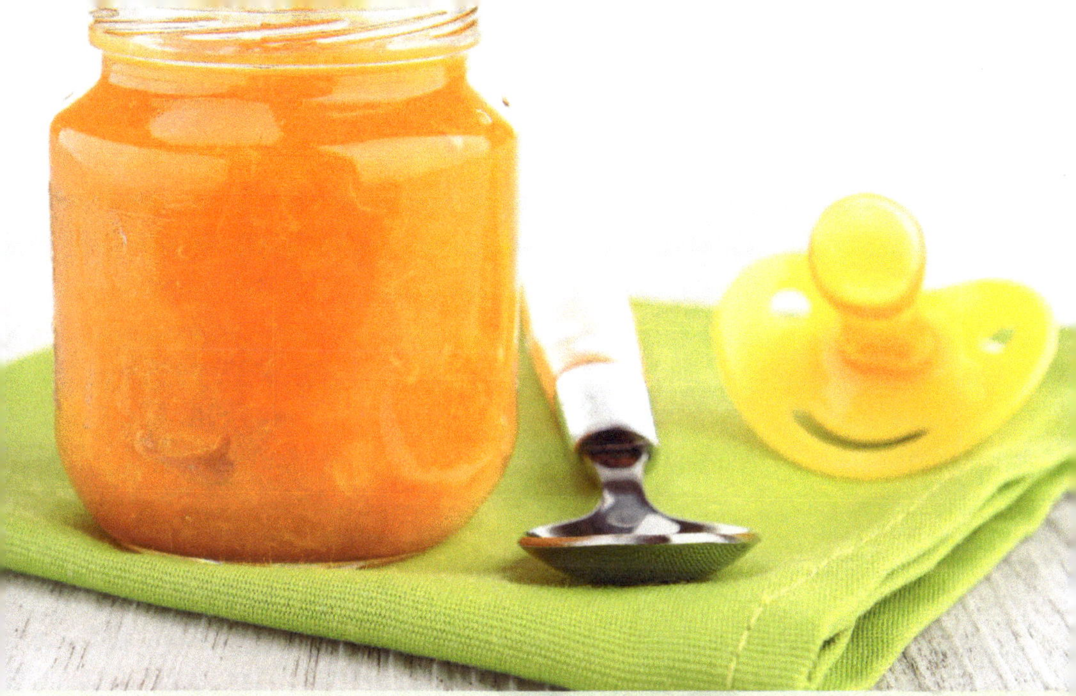

Portionen: 2 **Dauer:** 20 Min. **Alter:** 7/8 Monate

Nektarinen-Grieß

Zutaten

- 100 g Nektarinen
- 20 g Dinkelvollkorngrieß
- 100 ml Wasser
- 1 TL Rapsöl

Zubereitung

1. Das Wasser in einem Topf zum Kochen bringen und den Grieß unterrühren, anschließend die Herdplatte ausstellen und den Grieß für **2 Minuten** quellen lassen.
2. Die Nektarinen waschen und klein schneiden.
3. Das Obst und das Rapsöl unter den Brei heben und pürieren.
4. Ist der Brei zu fest, dann geben Sie ruhig noch etwas Wasser dazu

9/10 Monat

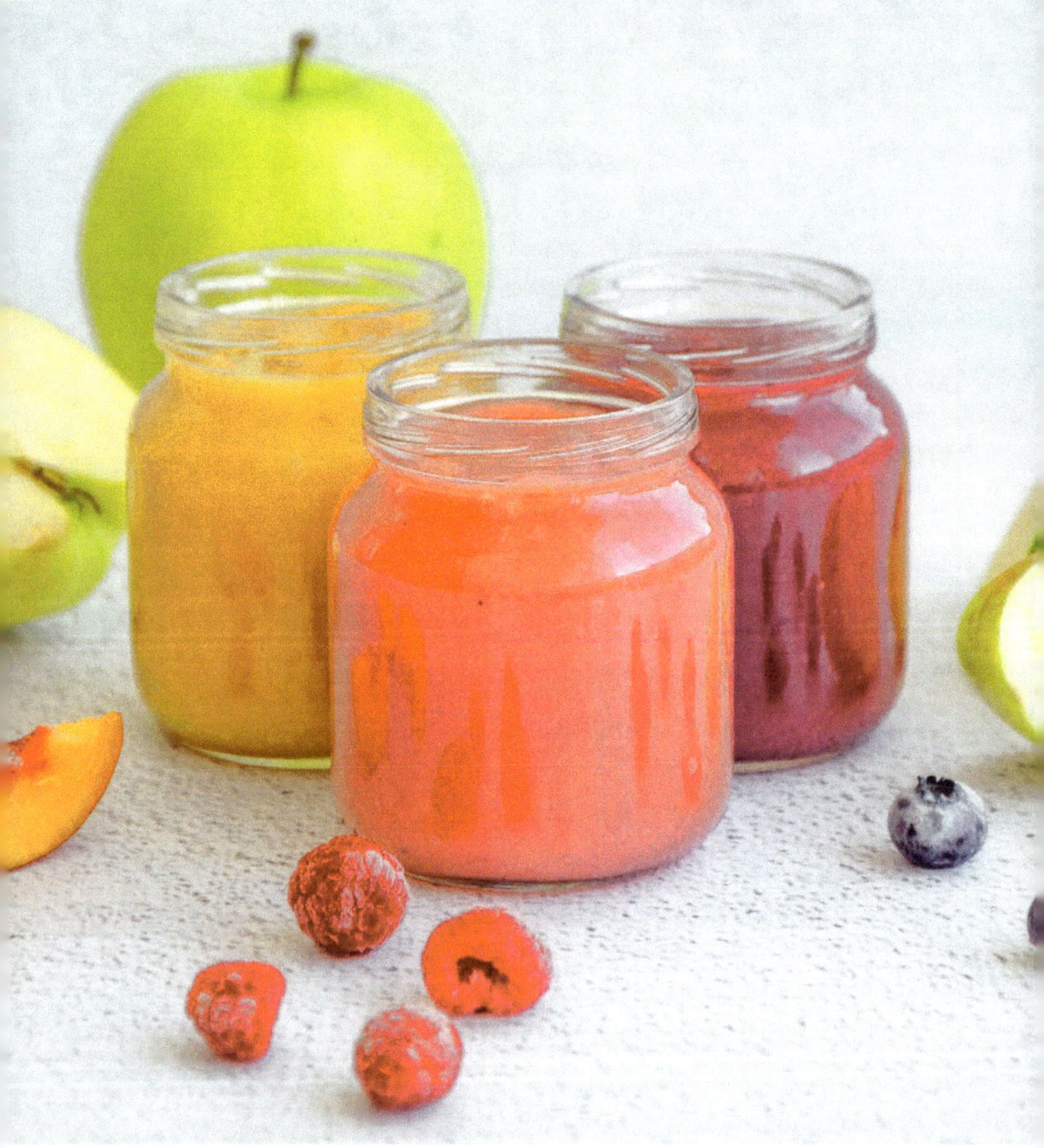

Kürbis-Linsen

Portionen: 2 **Dauer:** 20 Min. **Alter:** 9/10 Monat

Zutaten

- 100 g Kürbis
- 75 g Kartoffeln
- 20 g rote Linsen
- 80 ml Wasser
- 2 EL Orangensaft
- 1 EL Rapsöl

Zubereitung

1. Die Linsen gründlich waschen und mit dem Wasser in einen Topf geben und aufkochen lassen, anschließend für **5 Minuten** leicht köcheln lassen.
2. Den Kürbis waschen und klein schneiden.
3. Die Kartoffeln waschen, schälen und klein schneiden.
4. Das Gemüse zu den Linsen geben und für weitere **15 Minuten** köcheln lassen, bis alles weich ist.
5. Den Saft und das Rapsöl dazugeben und pürieren.

Zucchini-Kichererbsen

Portionen: 2 **Dauer:** 10 Min. **Alter:** 9/10 Monat

Zutaten

- 100 g Zucchini
- 50 g Kartoffeln
- 60 ml Wasser
- 2 EL gekochte Kichererbsen
- 2 EL Apfelsaft
- 1 EL Rapsöl

Zubereitung

1. Die Zucchini waschen und klein schneiden.
2. Die Kartoffeln waschen, schälen und klein schneiden.
3. Das Gemüse mit dem Wasser in einen Topf geben und für **8 Minuten** köcheln lassen.
4. Die Kichererbsen dazugeben und für weitere **5 Minuten** köcheln lassen.
5. Den Saft und das Rapsöl unterrühren und pürieren.

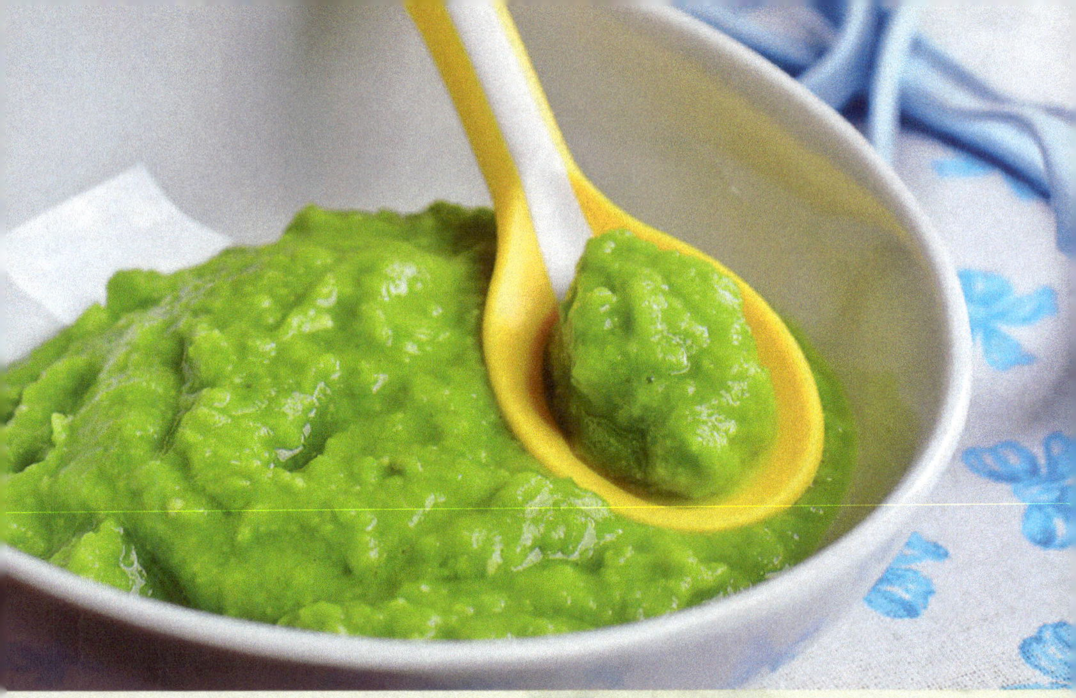

Portionen: 2 **Dauer:** 20 Min. **Alter:** 9/10 Monat

Spinat-Lachs

Zutaten

- 50 g Spinat (TK)
- 50 g Kartoffeln
- 50 g Zucchini
- 30 g Lachs
- 60 ml Wasser
- 2 EL Fruchtsaft
- 1 EL Rapsöl

Zubereitung

1. Den gefrorenen Spinat mit dem Wasser in einen Topf geben und bei niedriger Hitze auftauen lassen.
2. Die Kartoffeln waschen, schälen und klein schneiden.
3. Die Zucchini und den Lachs waschen und schälen.
4. Das Gemüse in den Topf geben und für **8 Minuten** köcheln lassen.
5. Den Lachs dazugeben und für weitere 6 Minuten köcheln lassen, bis alles gar ist.
6. Den Saft und das Rapsöl unterrühren und pürieren.

Spargel-Rindfleisch

Portionen: 2 **Dauer:** 20 Min. **Alter:** 9/10 Monat

Zutaten

- 50 g weißer Spargel
- 50 g Kartoffeln
- 50 g Zucchini
- 30 g mageres Rindfleisch
- 60 ml Wasser
- 2 EL Fruchtsaft
- 1 EL Rapsöl

Zubereitung

1. Den Spargel und die Kartoffeln waschen, schälen und klein schneiden.
2. Die Zucchini ebenfalls waschen und klein schneiden.
3. Das Gemüse und das Fleisch mit dem Wasser in einen Topf geben und mit geschlossenem Deckel für **12 Minuten** köcheln lassen.
4. Den Saft und das Rapsöl unterrühren und pürieren.
5. Ist der Brei zu fest, dann geben Sie ruhig noch etwas Wasser dazu.

Kürbis-Couscous-Lamm

Portionen: 2 **Dauer:** 10 Min. **Alter:** 9/10 Monat

Zutaten

- 100 g Kürbis
- 30 g Lammfilet
- 25 g Couscous
- 60 ml Wasser
- 1 Pflaume
- 1 EL Rapsöl

Zubereitung

1. Den Couscous nach Packungsangabe kochen.
2. Den Kürbis und das Lammfilet waschen und klein schneiden.
3. Die Pflaume waschen, entkernen und ebenfalls klein schneiden.
4. Das Gemüse und das Fleisch mit dem Wasser in einen Topf geben und bei niedriger Hitze für **8 Minuten** köcheln lassen.
5. Die Pflaume dazugeben und köcheln lassen, bis alles weich ist.
6. Das Rapsöl unterrühren und pürieren, dann den Couscous dazugeben.

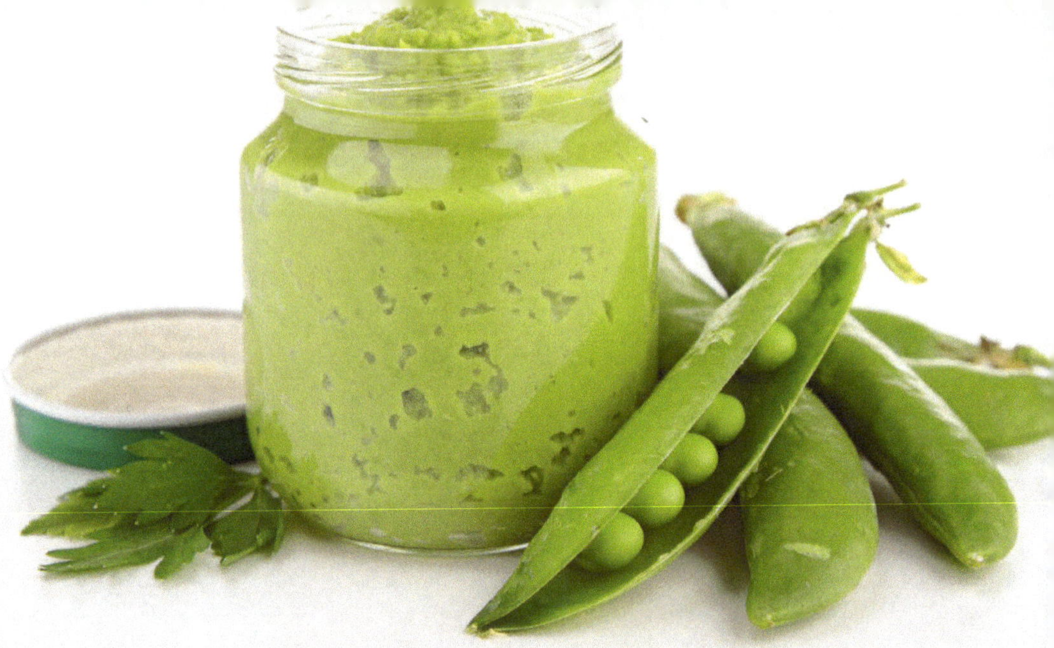

Portionen: 2 **Dauer:** 20 Min. **Alter:** 9/10 Monat

Erbsen-Hirseflocken

Zutaten

- 100 g Erbsen (TK)
- 50 g Kartoffeln
- 10 g Hirseflocken
- 70 ml Wasser
- 2 EL Fruchtsaft
- 1 EL Rapsöl

Zubereitung

1. Die Kartoffeln waschen, schälen und klein schneiden.
2. Die Kartoffeln und die gefrorenen Erbsen mit dem Wasser in einen Topf geben und mit geschlossenem Deckel für **12 Minuten** köcheln lassen.
3. Die Herdplatte ausschalten, die Hirseflocken unterrühren und für **2 Minuten** quellen lassen.
4. Den Saft und das Rapsöl unterrühren und pürieren.
5. Ist der Brei zu fest, dann geben Sie ruhig noch etwas Wasser dazu.

Pfirsich-Erdbeere

Portionen: 2 **Dauer:** 20 Min. **Alter:** 9/10 Monat

Zutaten

- 50 g Pfirsich
- 50 g Erdbeeren
- 20 g Vollkorngrieß
- 100 ml Wasser
- 1 TL Rapsöl

Zubereitung

1. Das Wasser in einen Topf geben und aufkochen lassen, anschließend den Grieß einrühren und den Herd ausstellen und für **2 Minuten** quellen lassen.
2. Die Pfirsiche und die Erdbeeren gründlich waschen und klein schneiden.
3. Das Obst und das Rapsöl unterheben und pürieren.
4. Ist der Brei zu fest, dann geben Sie ruhig noch etwas Wasser dazu.

Kürbis-Vollkornnudel

Portionen: 2 **Dauer:** 10 Min. **Alter:** 9/10 Monat

Zutaten

- 100 g Kürbis
- 35 g Vollkornnudeln
- 2 EL Orangensaft
- 1 EL Rapsöl
- 1 TL Frischkäse Natur

Zubereitung

1. Die Nudeln nach Packungsangabe kochen.
2. Den Kürbis waschen und klein schneiden.
3. Den Kürbis mit dem Wasser in einen Topf geben und für **10 Minuten** köcheln lassen, bis der Kürbis weich ist.
4. Den Saft, das Rapsöl und den Frischkäse unterrühren und pürieren.
5. Ist der Brei zu fest, dann geben Sie ruhig noch etwas Wasser dazu.

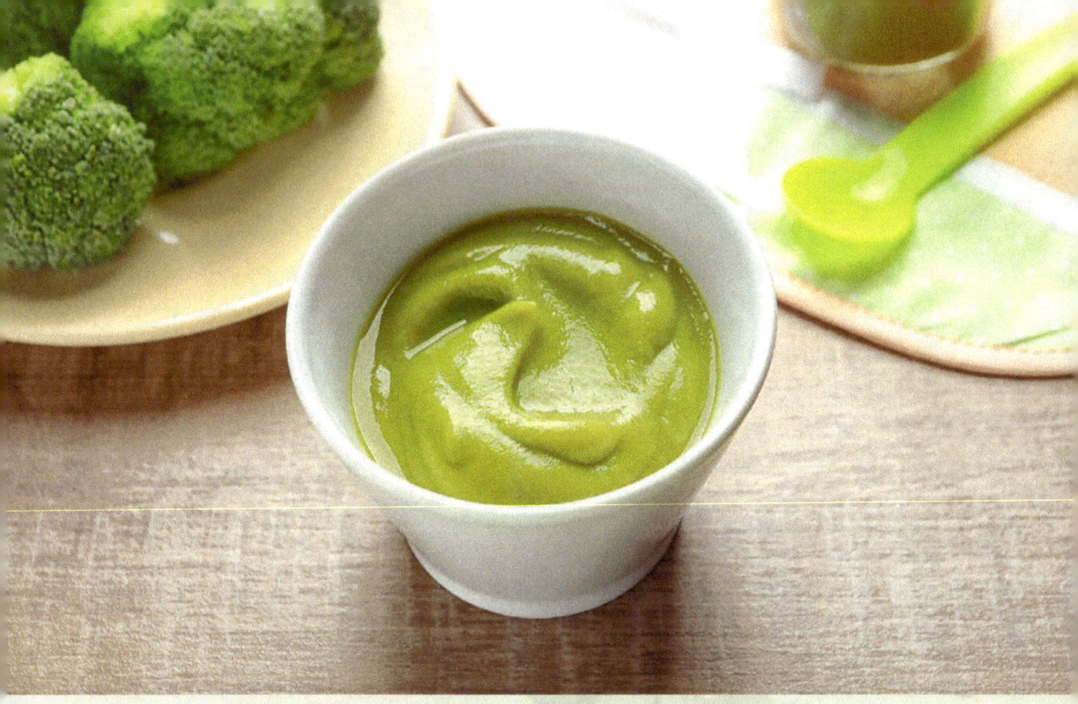

Portionen: 2 **Dauer:** 20 Min. **Alter:** 9/10 Monat

Brokkoli-Ei

Zutaten

- 100 g Brokkoli
- 50 g Kartoffeln
- 60 ml Wasser
- 1/2 Ei
- 2 EL Apfelsaft
- 1 EL Rapsöl

Zubereitung

1. Das Ei mit etwas Wasser in einen Topf geben und hart kochen lassen oder in einem Eierkochen garen.
2. Die Kartoffeln waschen, schälen und klein schneiden.
3. Den Brokkoli waschen und in Röschen schneiden.
4. Das Gemüse mit dem Wasser in einen Topf geben und bei niedriger Hitze für **12 Minuten** köcheln lassen.
5. Das Ei pellen, klein schneiden und unter das Gemüse rühren.
6. Den Saft und das Rapsöl unterrühren und pürieren.

Banane-Himbeere

Portionen: 2 **Dauer:** 5 Min. **Alter:** 9/10 Monat

Zutaten

- 50 g Banane
- 50 g Himbeeren
- 20 g feine Vollkornhaferflocken
- 100 ml Wasser
- 1 TL Rapsöl

Zubereitung

1. Das Wasser in einen Topf geben und aufkochen lassen, die Haferflocken dazugeben und bei niedriger Hitze für **2 Minuten** köcheln lassen.
2. Die Banane schälen und klein schneiden.
3. Die Himbeeren waschen.
4. Das Obst und das Rapsöl unterrühren und pürieren.
5. Ist der Brei zu fest, dann geben Sie ruhig noch etwas Wasser dazu.

Melone-Erdbeere-Zwieback

Portionen: 2 **Dauer:** 10 Min. **Alter:** 9/10 Monat

Zutaten

- 60 g Honigmelone
- 40 g Erdeeren
- 50 ml Wasser
- 1 ½ Stück Zwieback ohne Zucker
- 1 TL Rapsöl

Zubereitung

1. Die Schale von der Melone entfernen und das Fruchtfleisch klein schneiden.
2. Die Erdbeeren waschen und ebenfalls klein schneiden.
3. Das Obst pürieren.
4. Den Zwieback grob zerkleinern und in Wasser einweichen, anschließend mit einer Gabel zerdrücken.
5. Das Obstpüree und das Rapsöl unterrühren.

11/12 Monat

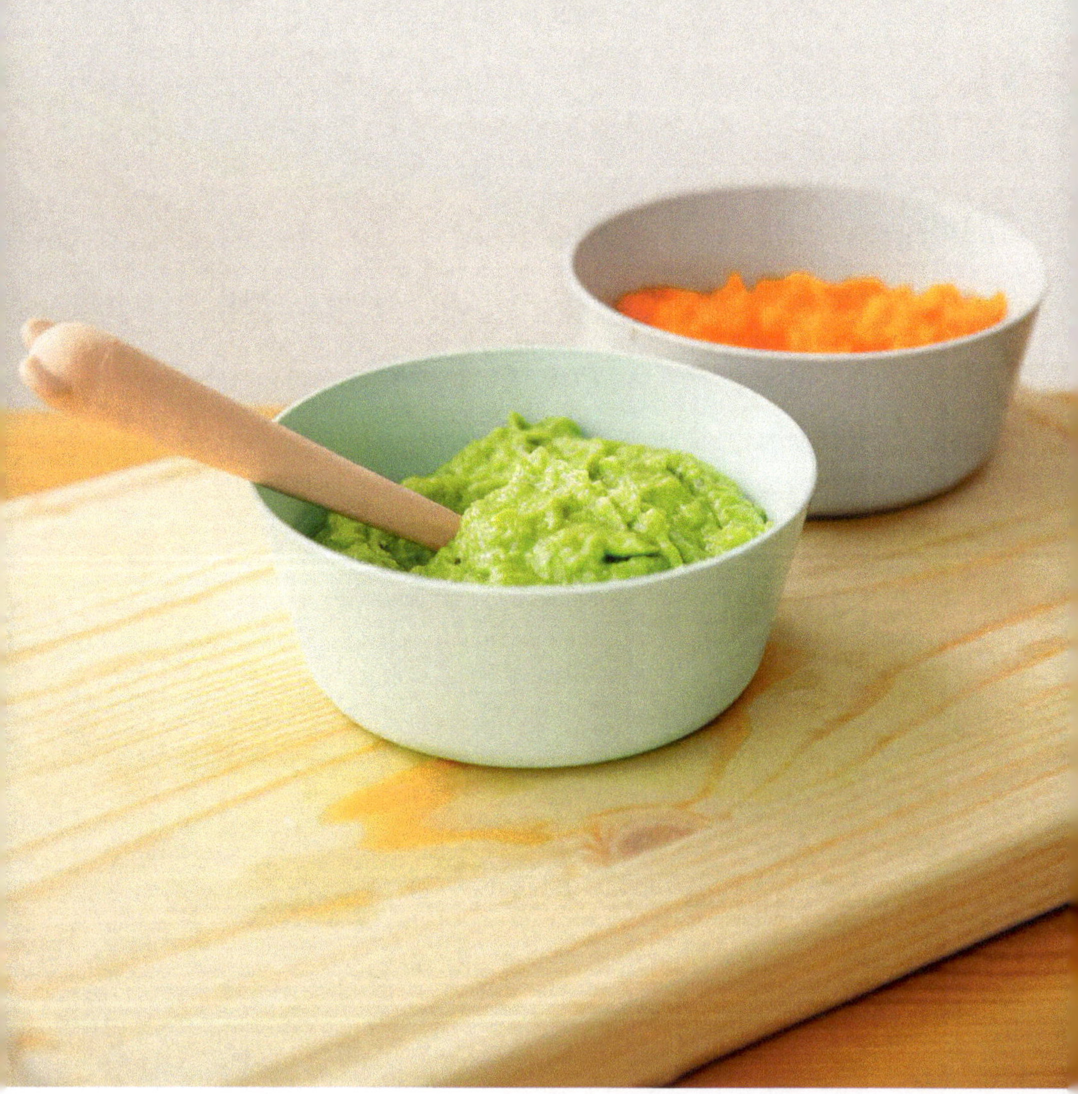

Möhrenpuffer

Portionen: 4 **Dauer:** 35 Min. **Alter:** 11/12 Monat

Zutaten

- 100 g Karotten
- 100 g Kartoffeln
- 50 g Naturjoghurt
- 30 g Semmelbrösel
- 1 Ei
- Kräuter nach Wahl
- Olivenöl

Zubereitung

1. Die Karotten und die Kartoffeln waschen, schälen und klein schneiden, anschließend für **20 Minuten** bei niedriger Hitze köcheln lassen.
2. In der Zwischenzeit aus Naturjoghurt und den frischen Kräutern nach Wahl einen Dip anrühren.
3. Die Möhren und Kartoffeln zu einem Brei stampfen und zu kleinen Kugeln formen und etwas platt drücken.
4. Die Puffer erst im Ei und anschließend in den Semmelbrösel wenden
5. Das Öl in einer Pfanne erhitzen und die Puffer darin goldbraun anbraten

Fischnuggets mit Kartoffeln

Portionen: 4 **Dauer:** 60 Min. **Alter:** 11/12 Monat

Zutaten

- 250 g Seelachs
- 150 g Kartoffeln
- 1/2 Zitrone
- 3 EL Paniermehl
- 2 EL Mehl
- Olivenöl

Zubereitung

1. Den Fisch waschen und mit einem Küchenpapier trocken tupfen, anschließend in Würfel schneiden.
2. Die Zitrone auspressen und den Fisch damit beträufeln und für ca. **20 Minuten** ruhen lassen.
3. Die Kartoffeln waschen, schälen und klein schneiden, anschließend bei niedriger Hitze für **20 Minuten** köcheln lassen.
4. Das Ei mit einer Gabel verquirlen, dann den Fisch in Mehl, Ei und Paniermehl wenden. Das Öl in einer Pfanne erhitzen und die Nuggets goldbraun anbraten.

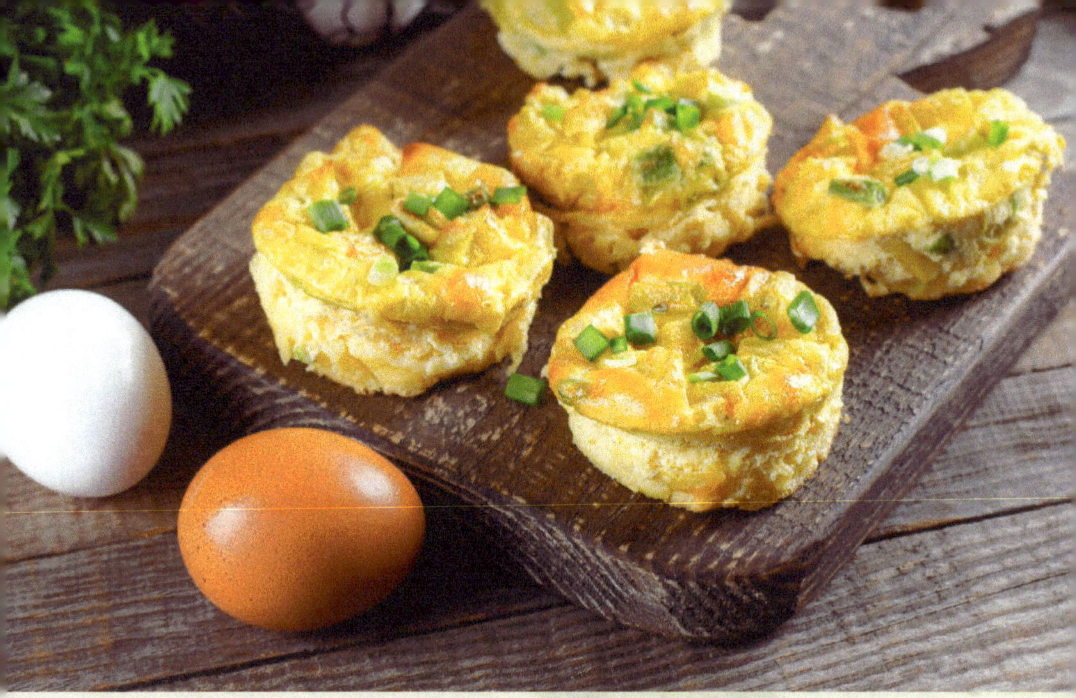

Portionen: 8 Stk. **Dauer:** 30 Min. **Alter:** 11/12 Monat

Gemüsemuffins

Zutaten

- 110 g Möhren
- 110 g Vollkornmehl
- 75 g Zucchini
- 75 ml Wasser
- 40 g geriebener Emmentaler
- 7 Stiele Schnittlauch
- 2 Eier
- 2 ½ EL Sonnenblumenöl
- 1 TL Backpulver
- Salz

Zubereitung

1. Die Möhren schälen und fein reiben.
2. Die Zucchini waschen und ebenfalls fein reiben.
3. Den Schnittlauch in feine Röllchen schneiden.
4. Das Mehl mit dem Backpulver verrühren, anschließend Eier, Öl und Wasser unterrühren.
5. Zum Schluss erst das Gemüse und den Käse unterheben.
6. Den Teig auf ein sauberes Geschirrtuch geben und die überflüssige Flüssigkeit ausdrücken.
7. Den Teig in Muffinförmchen füllen.
8. Den Backofen auf 180 Grad vorheizen und die Muffins für **15 Minuten** in den Backofen geben.

Rosenkohl-Polenta

Portionen: 2 **Dauer:** 25 Min. **Alter:** 11/12 Monat

Zutaten

- 200 g Rosenkohl
- 40 g Polenta
- 30 g geriebener Käse
- 100 ml Milch
- 1 EL Butter

Zubereitung

1. Den Rosenkohl waschen, halbieren und für **15 Minuten** bei niedriger Hitze köcheln lassen.
2. Die Milch in einem Topf erhitzen und die Polenta hineingeben, unter ständigem Rühren für **5 Minuten** köcheln lassen.
3. Den Rosenkohl zur Polenta geben, anschließend Butter und Käse unterrühren.

Eintopf

Portionen: 2 **Dauer:** 10 Min. **Alter:** 11/12 Monat

Zutaten

- 100 g mageres Kalbfleisch
- 100 g Karotten
- 100 g Kohlrabi
- 50 g Kartoffel
- 250 ml Wasser
- 3 EL Fruchtsaft
- 2 EL Rapsöl

Zubereitung

1. Die Karotten, Kohlrabi und Kartoffeln waschen, schälen und klein schneiden.
2. Das Fleisch waschen und ebenfalls klein schneiden.
3. Das Gemüse und das Fleisch mit dem Wasser in einen Topf geben und für **25 Minuten** bei niedriger Hitze köcheln lassen, bis alles weich ist.
4. Den Saft und das Rapsöl unterrühren.

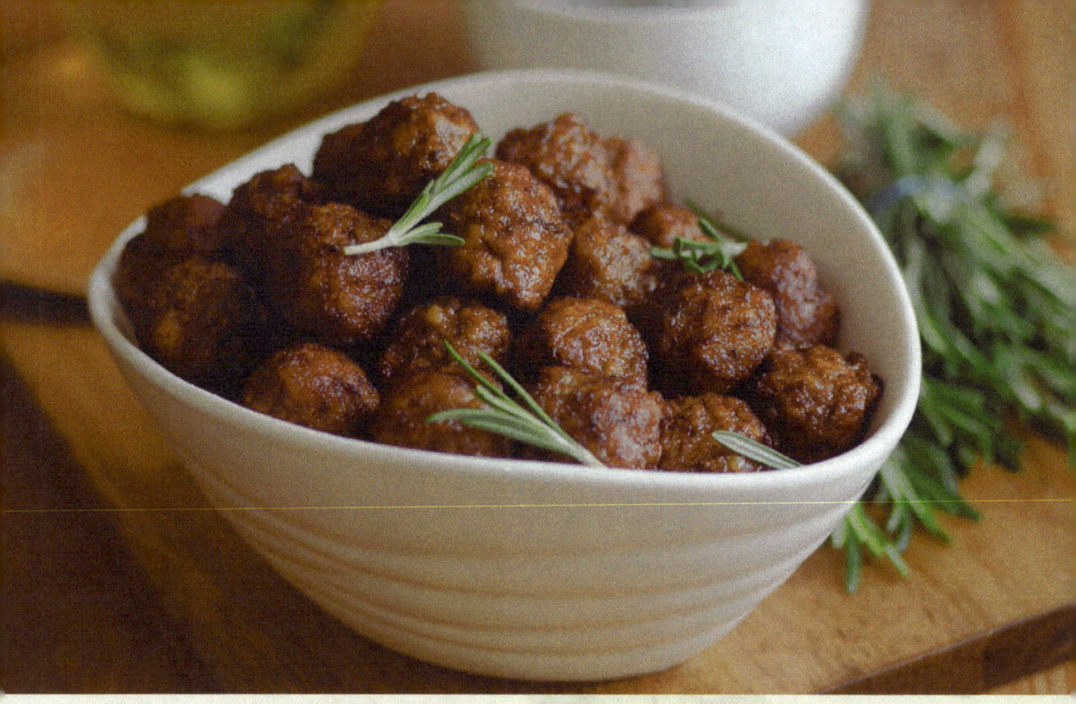

Portionen: 12Stk. **Dauer:** 70 Min. **Alter:** 11/12 Monat

Hackbällchen

Zutaten

- 250 g Hackfleisch
- 1 Eier
- 1 Zwiebel
- 2 EL Semmelbrösel
- 1 EL gehackte frische Petersilie
- Olivenöl

Zubereitung

1. Die Zwiebeln fein hacken.
2. Alle Zutaten miteinander vermengen.
3. Mit feuchten Händen kleine Bällchen formen und im Kühlschrank für **1 Stunde** ziehen lassen.
4. Etwas Öl in einer Pfanne erhitzen und die Frikadellen von beiden Seiten anbraten.

Rührei mit Kürbis-Kartoffelpüree

Portionen: 2 **Dauer:** 20 Min. **Alter:** 11/12 Monat

Zutaten

- 100 g Kürbis
- 50 g Kartoffel
- 50 ml Wasser
- 1 Ei
- 1 EL Fruchtsaft
- 1 EL Rapsöl
- Butter

Zubereitung

1. Den Kürbis waschen und klein schneiden.
2. Die Kartoffeln waschen, schälen und klein schneiden.
3. Das Gemüse mit dem Wasser in einen Topf geben und für **15 Minuten** bei niedriger Hitze köcheln lassen.
4. Das Gemüse mit einer Gabel zerdrücken und den Saft und das Rapsöl unterrühren.
5. Das Ei mit 1 EL Wasser verquirlen und in einer Pfanne mit etwas Butter stocken lassen.

Kirsch-Haferflocken

Portionen: 2 **Dauer:** 10 Min. **Alter:** 11/12 Monat

Zutaten

- 50 g Kirschen
- 50 g Himbeeren
- 20 g Haferflocken
- 1/2 Banane
- 50 ml Wasser
- 1 TL Butter

Zubereitung

1. Das Wasser aufkochen lassen und die Haferflocken hineingeben, dann für **5 Minuten** bei niedriger Hitze köcheln lassen.
2. Den Herd ausstellen und die Haferflocken für weitere **10 Minuten** quellen lassen.
3. Die Kirschen waschen, entkernen und klein schneiden.
4. Die Himbeeren waschen.
5. Die Banane schälen und klein schneiden, anschließend mit den anderen Früchten pürieren.
6. Das Fruchtpüree mit der Butter unter die Haferflocken heben.

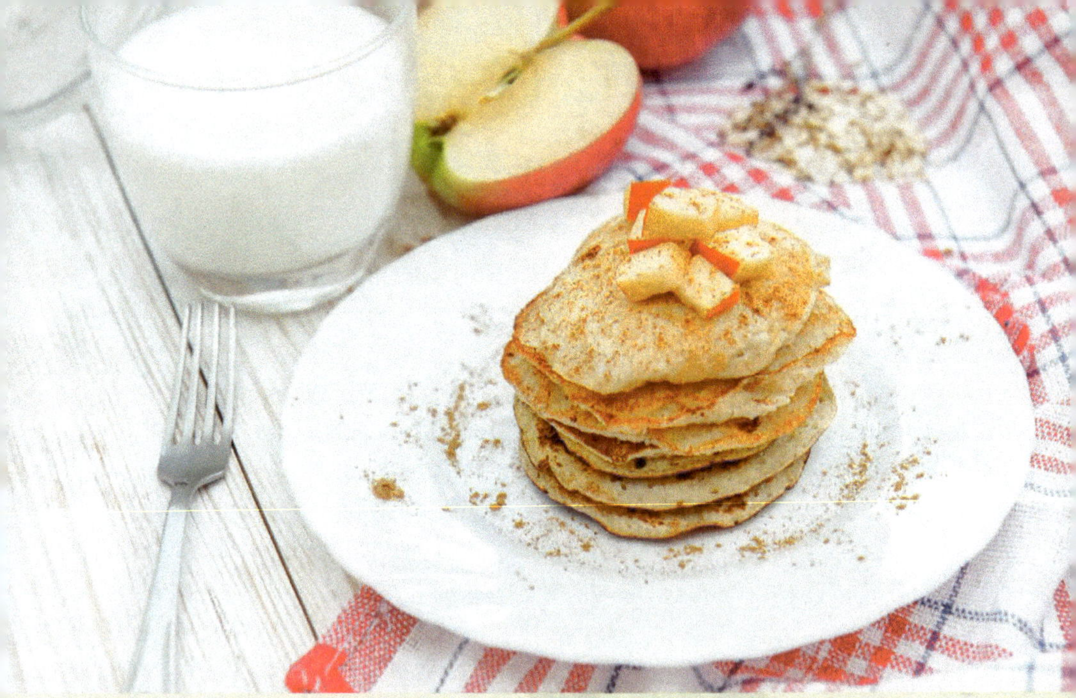

Portionen: 2 **Dauer:** 20 Min. **Alter:** 11/12 Monat

Apfelpfannkuchen

Zutaten

- 200 g Vollkornmehl
- 250 ml Vollmilch
- 1 Ei
- 1 Apfel
- 1 TL Butter

Zubereitung

1. Das Mehl mit der Milch und dem Ei vermengen, bis ein flüssiger Teig entsteht.
2. Den Apfel waschen, schälen, entkernen und klein schneiden, anschließend die Apfelstückchen in den Teig geben.
3. Die Butter in einer Pfanne erhitzen und die Pfannkuchen goldbraun anbraten.

Feigen-Haferflocken-Milch

Portionen: 2 **Dauer:** 20 Min. **Alter:** 11/12 Monat

Zutaten

- 50 g Feigen
- 20 g Haferflocken
- 200 ml Vollmilch

Zubereitung

1. Die Feigen waschen und in klein schneiden.
2. Die Haferflocken und die Feigenstücke in der Milch aufkochen lassen und für **10 Minuten** bei geschlossenem Deckel quellen lassen. Der Herd kann dabei schon ausgeschaltet werden.
3. Den Brei etwas mit einer Gabel zerdrücken.

Bananen-Muffins

Portionen: 10 Stk. **Dauer:** 30 Min. **Alter:** 11/12 Monat

Zutaten

- 150 g Dinkelvollkornmehl Type 1050
- 100 ml Milch
- 2 reife Bananen
- 2 Eier
- 1 TL Backpulver

Zubereitung

1. Die Bananen schälen und mit einer Gabel zerdrücken.
2. Die Milch mit den Eiern vermengen, die Bananen dazugeben, anschließend nach und nach Mehl und Backpulver unterrühren.
3. Den fertigen Teig in Muffinförmchen füllen.
4. Den Backofen auf 180 Grad Ober- und Unterhitze vorheizen und die Muffins für **20 Minuten** in den Backofen geben.

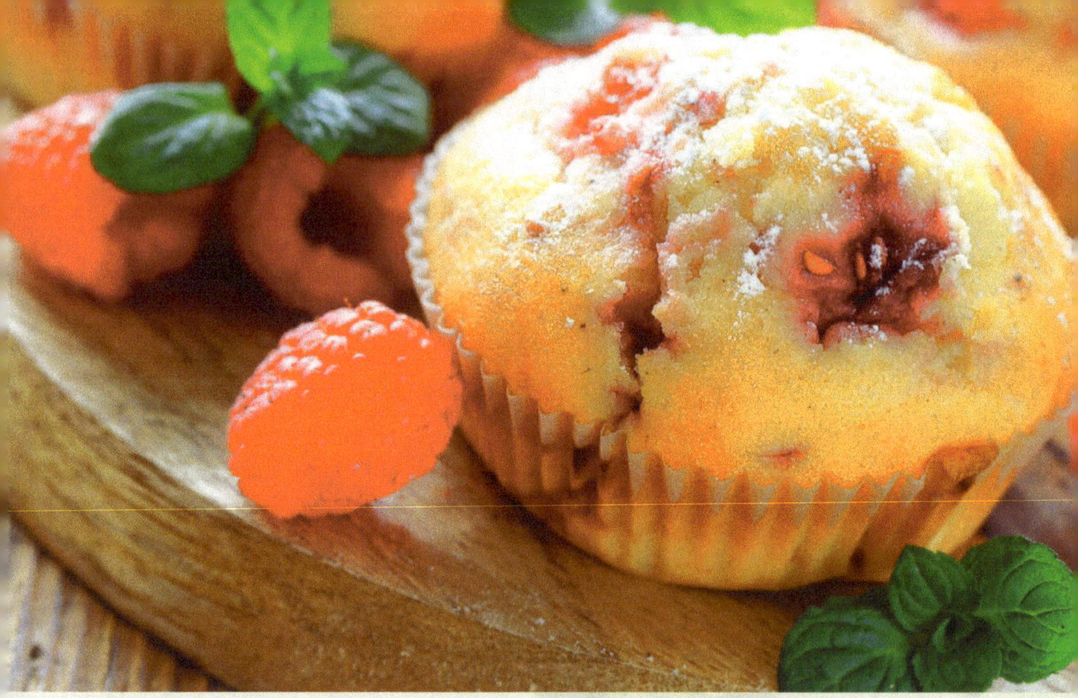

Portionen: 12 Stk. **Dauer:** 35 Min. **Alter:** 11/12 Monat

Himbeer-Muffins

Zutaten

- 280 g feine Haferflocken
- 250 g Naturjoghurt
- 100 g Himbeeren
- 2 Eier
- 1 ½ TL Backpulver
- ½ TL Vanillepulver

Zubereitung

1. Den Joghurt mit den Eiern in eine Schüssel geben und mit einem Schneebesen verquirlen, anschließend Haferflocken, Backpulver und Vanillepulver unterrühren.
2. Die Himbeeren vorsichtig unterheben und den Teig in Muffinförmchen füllen.
3. Den Backofen auf 190 Grad vorheizen und die Muffins für **25 Minuten** in den Backofen geben.

Schlusswort

Ich möchte auch an dieser Stelle noch einmal die Möglichkeit ergreifen, Ihnen für den Kauf dieses Buches zu danken. Sobald wir zu Eltern werden, stellt sich unser gesamtes Leben auf den Kopf und Dinge, die wir vorher ganz klar vor Augen hatten, sind uns plötzlich unklar. Ich erinnere mich oft an meine eigene Kindheit zurück und an die Art und Weise, wie ich die Dinge damals betrachtete und wie ich über die Ansichten meiner Eltern grübelte. Heute sehe ich die Dinge aus den Augen einer Mutter und so vieles erscheint in ganz anderem Licht. Als Eltern haben wir Verantwortung für dieses kleine Wesen, dass wir in die Welt gesetzt haben. Auch wenn die Rolle einer Mutter oder eines Vaters ein Leben lang eine Herausforderung ist, im ersten Lebensjahr des kleinen Kindes sind wir besonders verunsichert, denn alles ist noch so neu, das Baby so klein und zerbrechlich und wir haben stetig Angst, etwas falsch zu machen. Ich hoffe, ich konnte mit diesem Buch ein wenig Licht ins Dunkel bringen und Ihnen einen Überblick darüber verschaffen, welche Dinge während des ersten Lebensjahres Ihres Kindes in Bezug auf die Ernährung besonders wichtig sind. Vergessen Sie nicht, Sie legen in den ersten Lebensmonaten Ihres Babys den Grundstein für seine Gesundheit und seine optimale Entwicklung.

Sie sollten die Ernährung Ihres Kleinen deshalb sehr ernst nehmen und sich ausreichend Gedanken machen, wie Sie vorgehen möchten. Die Erziehung und die Ernährung liegen in den Händen der Eltern und Sie sind an keine strengen Vorschriften oder Regeln gebunden. Lassen Sie sich von den Kriterien und Kritiken anderer nicht verunsichern. Nehmen Sie sich Zeit und beschäftigen Sie sich mit den unterschiedlichen Methoden und Techniken. Ob Sie beispielsweise Stillen oder das Fläschchen geben möchten ist ganz allein Ihre Entscheidung (es sei denn, Sie können aus gesundheitlichen Gründen nicht stillen). Genießen Sie Ihre Entscheidungsfreiheit als Eltern und lassen Sie sich von den Konventionen der Gesellschaft und Ihrem unmittelbaren sozialen Umfeld nicht einschränken! Ich wünsche Ihnen alles Gute für die Zukunft und ein gesundes und glückliches erstes Jahr mit Ihrem Baby

Haftungsausschluss

Der Inhalt dieses Buches wurde mit großer Sorgfalt geprüft und erstellt. Für die Vollständigkeit, Richtigkeit und Aktualität der Inhalte kann jedoch keine Garantie oder Gewähr übernommen werden. Der Inhalt dieses Buches repräsentieren die persönliche Erfahrung und Meinung des Autors und dient nur dem Unterhaltungszweck. Der Inhalt sollte nicht mit medizinischer Hilfe verwechselt werden. Es wird keine juristische Verantwortung oder Haftung für Schäden übernommen, die durch kontraproduktive Ausübung oder durch Fehler des Lesers entstehen. Es kann auch keine Garantie für Erfolg übernommen werden. Der Autor übernimmt daher keine Verantwortung für das Nicht-Erreichen der im Buch beschriebenen Ziele.

Impressum

1. Auflage 2023

Kontakt: Michel Schubert / Danzigerstr. 12 / 33142 Büren
Covergestaltung: Autor Pseudonym
Coverfoto: depositphotos.com / pixabay.com

Printed in Poland
by Amazon Fulfillment
Poland Sp. z o.o., Wrocław

31294385R20057